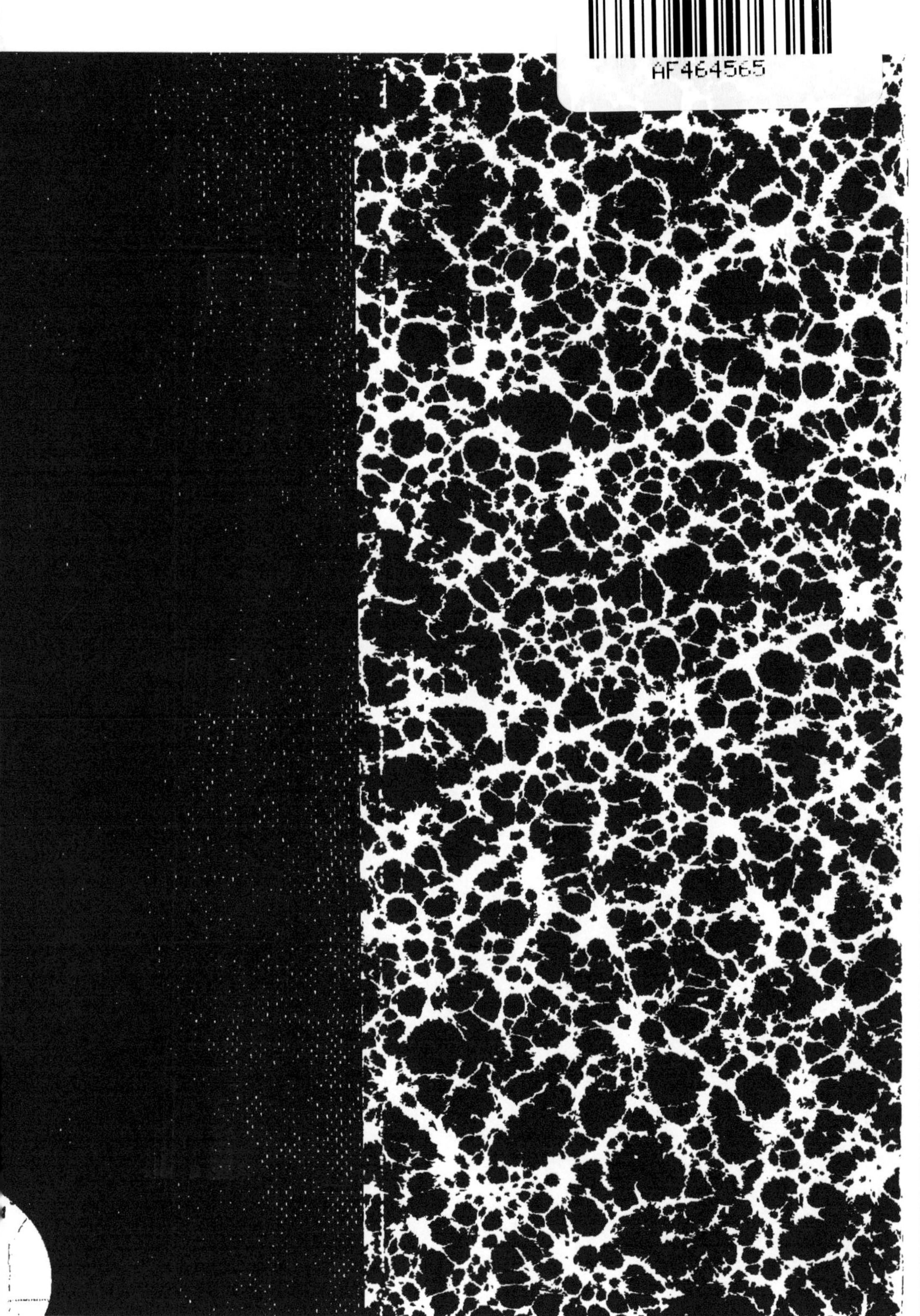

[illegible]

ET

STATISTIQUE MÉDICALE

DES ARMÉES DE TERRE ET DE MER.

PAR J. CH. M. BOUDIN,

Médecin de l'État-Major de la Première Division Militaire,
un des Rédacteurs des Annales d'Hygiène Publique et de Médecine Légale.

PARIS

J.-B. BAILLIÈRE.

1848

HYGIÈNE MILITAIRE COMPARÉE,

ET

STATISTIQUE MÉDICALE.

IMPRIMERIE DE EDOUARD BAUTRUCHE,
Rue de la Harpe 90.

HYGIÈNE MILITAIRE COMPARÉE,

ET

STATISTIQUE MÉDICALE

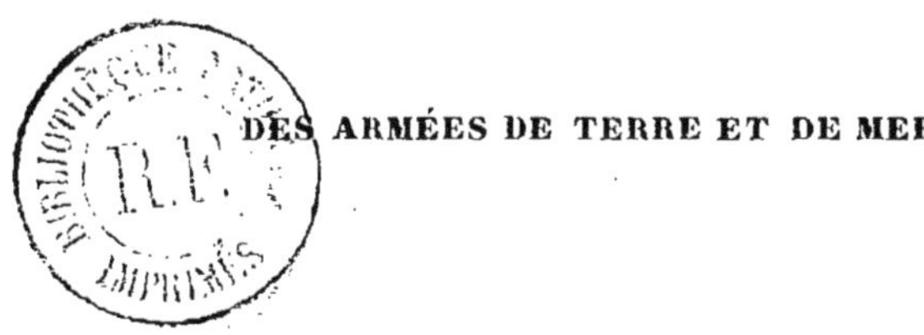

DES ARMÉES DE TERRE ET DE MER.

PAR J. CH. M. BOUDIN,

Médecin de l'État-Major de la Première Division Militaire,
un des Rédacteurs des Annales d'Hygiène Publique et de Médecine Légale.

PARIS

J.-B. BAILLIÈRE.

1848

HYGIÈNE MILITAIRE COMPARÉE,

ET

STATISTIQUE MÉDICALE

DES ARMÉES DE TERRE ET DE MER.

> Les faits sont les meilleurs raisonnements,
> car un fait est le raisonnement, plus la preuve.
> MONTESQUIEU.

De même que la mortalité constitue la mesure la plus sûre de la salubrité d'un lieu, de même on peut dire, que la valeur de l'organisation d'une armée se mesure d'après les réductions habituelles de son effectif. En d'autres termes, des pertes faibles, dans une armée, dénotent une bonne organisation ; des réductions considérables trahissent de mauvaises institutions militaires. C'est par la comparaison des pertes, si fortement variées selon l'âge, la race et la nationalité des hommes, selon la durée du séjour et selon l'altitude du campement des troupes, qu'un peuple voisin a pu, dans ces derniers temps, réaliser en faveur de son budget et de so armée ces grandes réformes qui excitent l'admiration.

Pendant longtemps l'Angleterre, sacrifiant à l'ancienne hypothèse de l'acclimatement, avait rendu illimité le séjour de ses régiments dans les colonies tropicales; un jour, d'inexorables chiffres fournis par les officiers de santé de l'armée viennent lui démontrer que, non-seulement dans les régions tropicales, mais encore à Malte, à Gibraltar et à Corfou, la mortalité des troupes, loin de diminuer, subit au contraire très-fréquemment un notable accroissement sous l'empire de la prolongation du séjour (1). Aussitôt elle adopte un système de roulement, *rotation system*, en vertu duquel les troupes ne séjournent plus au-delà de trois années dans une même colonie, et les résultats sanitaires les plus satisfaisants couronnent cette heureuse innovation. La

(1) J'ai résumé les documents relatifs à ce sujet dans un mémoire ayant pour titre : *Etudes sur la Mortalité et l'Acclimatement de la Population Française en Algérie*. (Voy. *Annales d'Hygiène Publique*, n° d'avril 1847.)

statistique établit que, dans certaines colonies tropicales, la mortalité du soldat nègre est à celle du soldat blanc comme 40 à 80. Immédiatement un régiment anglais est rappelé dans le Royaume-Uni et remplacé par un régiment nègre de nouvelle création. Enfin des chiffres, toujours des chiffres, démontrent qu'à la Jamaïque la mortalité qui, au niveau de la mer, s'élève souvent à 500 décès par an sur un effectif de 1000 hommes, s'abaisse à 20 décès sur 1000, sous la seule influence d'un campement à une altitude de moins de 700 mètres; aussitôt l'installation des troupes s'effectue dans la montagne, et des nègres à constitution fortement réfractaire à l'intoxication palustre, sont placés dans les marais de la plaine.

Assurément, si la statistique médicale, appliquée aux armées, avait besoin d'une justification, elle la trouverait non-seulement dans les grands problèmes scientifiques qu'elle seule est parvenue à résoudre, mais encore dans les importantes réformes administratives dont elle a eu l'honneur de provoquer l'adoption.

Au mois d'octobre 1835, le général sir Henry Hardinge, ministre de la guerre de la Grande-Bretagne, vivement préoccupé des pertes considérables éprouvées par l'armée anglaise des Indes-Occidentales, chargea une commission de procéder à une enquête sur l'état sanitaire et sur les causes de la mortalité parmi les troupes stationnées dans cette partie des possessions anglaises. La commission d'enquête se composait de deux hommes distingués qui se recommandaient au choix du ministre par des publications antérieures de statistique médicale appliquée à l'armée, et dont les importants travaux, exécutés depuis lors sous les auspices de l'administration de la guerre, ont acquis une célébrité méritée. Je veux parler de M. H. Marshall, alors sous-inspecteur général des hôpitaux militaires, aujourd'hui en retraite à Edimbourg, et de M. Tulloch, alors capitaine au 45e d'infanterie, actuellement lieutenant-colonel attaché au ministère de la guerre.

Les commissaires durent procéder au dépouillement de 160 volumes in-folio, renfermant les comptes-rendus adressés périodiquement par tous les médecins militaires au Directeur Général du service de santé, sir James Mac Grégor qui, dès 1816, en avait prescrit l'établissement d'après un modèle uniforme. C'est avec ces importants travaux dont le Directeur Général avait, à diverses reprises, proposé la publication, que les commissaires, aidés aussi d'autres documents mis à leur disposition par le ministre, parvinrent, à force de soin, à construire un premier rapport comprenant pour une période de vingt années, de 1817 à 1836, un compte-rendu détaillé sur la topographie et la météorologie des Indes-Occidentales, et sur l'état sanitaire des troupes. M. H. Marshall ayant été envoyé à Gibraltar en juin 1836, M. Tulloch se vit contraint de poursuivre souvent seul le travail commencé en commun ; bientôt cependant le Directeur Général du service de santé lui adjoignit, pour la partie médicale, le docteur Balfour, aujourd'hui chirurgien des Grenadiers de la Garde et qui depuis lors a pris une part aussi intelligente qu'active à tous les travaux de la commission. Le premier rapport (1), publié le 23 mai 1838, ayant été communiqué par ordre du gouvernement au parlement, le ministre de la guerre prescrivit une enquête sanitaire analogue sur les autres possessions britanniques occupées par l'armée.

L'exécution d'un travail semblable, relatif à la marine, fut confié aux soins du docteur Wilson qui, lui aussi, s'acquitta de sa tâche avec bonheur et talent. Nous lui devons deux volumes (2)

---

(1) *Statistical Reports on the sickness, mortality and invaliding among the Troops. London,* 1838-1841, 4 vol. in-fol.

(2) *Statistical Reports on the health of the Navy, for*

sur l'état sanitaire de la marine anglaise; les volumes qui concernent l'armée de terre sont au nombre de quatre, et j'apprends à l'instant par M. G. Balfour, qu'un cinquième volume paraîtra en 1848.

Dès 1840, le ministère de la guerre des États-Unis d'Amérique publiait, à son tour, un volume de statistique médicale sur l'armée de ce pays (1). Vers la fin de 1846, les journaux militaires de l'Allemagne ont signalé la publication d'un travail analogue, relatif à l'armée prussienne, et dont l'auteur est le docteur Casper, médecin militaire à Berlin. Il est digne de remarque, que les documents numériques concernant l'effectif des troupes, le recrutement et la mortalité de l'armée, de 1829 à 1838, ont été mis à la disposition de l'auteur par le ministre lui-même, le général de Boyen (2).

---

the years 1830-1836. *London*, 1840-1841, 2 vol. in-fol. — L'impression de ces deux volumes a été prescrite par la chambre des communes.

(1) *Statistical Report on the sickness and mortality in the army of the United-States, prepared under the direction of Thomas Lawson, Surgeon General. Washington*, 1840, 1 vol. in-8.

(2) *Casper, Denkwürdigkeiten zur medic. Statistik u. s. w. Berlin*, 1846, 1 vol. in-8. — Je suis redevable de pré-

Enfin en France, le gouvernement a publié sur le recrutement et sur l'état sanitaire de l'armée de terre et de mer, des documents d'un haut intérêt, mais qui malheureusement se trouvent disséminés dans un grand nombre de recueils officiels parmi lesquels je me bornerai à citer les *Comptes-Rendus annuels sur le Recrutement, les Tableaux sur les Etablissements français en Algérie*, *les Notices statistiques sur les Colonies françaises*, enfin l'exposé des motifs dedivers projets de loi relatifs à l'appel du contingent annuel. Au moment où les grandes questions d'hygiène militaire excitent partout une si légitime attention, il m'a semblé qu'un résumé succinct des travaux de statistique médicale des divers gouvernements, ne manquerait pas d'un certain intérêt d'actualité en même temps qu'il pourrait avoir son degré d'utilité pour l'armée. Je commencerai par quelques considérations sur l'armée romaine.

I. ARMÉE ROMAINE (1).

RECRUTEMENT.

Les opérations du recrutement, dans l'an-

---

cieux renseignements sur le recrutement, le régime alimentaire et le casernement de l'armée prussienne, à l'obligeance de M. le colonel de Courtigis, connu par d'importants travaux sur l'organisation des armées étrangères

(1) Consultez : Lebeau, *Mémoires sur la Légion Ro-*

cienne Rome, offrent quelques analogies avec la même opération en France. Le sénat ordonnait les appels distingués en *légitimes* et en *tumultuaires* ; ces derniers n'avaient lieu que dans les circonstances exceptionnelles, *in tumultu,* quand la patrie était en danger, d'où les expressions *tumultuarius miles*, *subitarius exercitus*. L'appel légitime qui se faisait régulièrement tous les ans, avait pour objet de désigner les jeunes gens destinés à remplacer les hommes qui avaient accompli leur temps de service. A un jour non férié, tous les jeunes gens ayant atteint l'âge du service militaire étaient réunis au Capitole, sur la place de l'Intermont, quelquefois au Forum ou au Champ-de-Mars, dans la *Villa-Publica*. La réunion était présidée, autant que possible, par le chef même de l'armée ; le choix, *delectus,* était confié à des tribuns militaires, qui prononçaient l'exemption (1), soit pour infirmités, soit pour taille inférieure à 1 mètre 730 mil. Les hommes exemptés pour défaut de taille, étaient dits *parvitate deformes*.

La première condition exigée pour l'admission

---

maine. Acad. des Inscrip. — Dureau de La Malle, *Économie Politique des Romains*. Paris, 1840. — Desaubris, *Rome sous Auguste*. Paris 1847.

(1) Tite-Live, l. VI, c. 6. — *Cicer. de orat*. l. II, c. 78.

dans une légion était d'être né citoyen romain ; les étrangers, les esclaves et les affranchis en étaient exclus, et la loi punissait sévèrement toute usurpation du titre de soldat. *Dare se militem cui non licet*, dit le Digeste, *grave crimen habetur*. Saint Jean-Chrisostôme, raconte que de son temps, tout individu reconnu esclave, était immédiatement expulsé de l'armée, et nous possédons encore un rapport de Pline le jeune, alors gouverneur de Bithynie, relatif à deux esclaves qui s'étaient introduits dans l'armée. Dans sa réponse, l'empereur Trajan décide qu'il n'y a lieu à punition que s'ils sont engagés volontaires, mais qu'il faut sévir contre les officiers du recrutement, si les esclaves sont simplement remplaçants, *Vicarii*, ou appelés. A l'époque des triumvirs, un militaire, reconnu esclave, fût précipité du haut de la roche Tarpéienne ; mais on commença par l'affranchir, afin, dit l'historien Dion, que la punition eut quelque dignité, ἵνα ἀξιωμα ἡ τιμωρια λάϐῃ.

Sous Auguste, on se relâcha de cette sévérité, et l'on forma des corps entiers avec des esclaves. Les affranchis furent admis dans l'armée pour la première fois dans la Guerre sociale; ils étaient placés de préférence dans la marine, beaucoup moins considérée que l'armée de terre appelée *honoratior militia*. Les bons auteurs ne désignent jamais les marins sous le nom de *milites*, mais ils leur réservent le nom de *socii navales*. Pompée fut le premier qui se permit, dans la guerre civile, d'admettre des étrangers dans les légions, et plus tard, César composa une légion entière de Gaulois. Sous Auguste, l'Italie entière fut exemptée du service militaire, et les légions dûrent être recrutées dans les provinces, d'où l'expression *miles provincialis*. Des barbares furent admis dans les légions pour la première fois par Claude ; plus tard, cette dérogation devint pour ainsi dire la règle.

Pour être admis au service il fallait posséder une certaine fortune, *res pecuniaque*. Polybe raconte que tous les citoyens dont la fortune ne dépassait pas quatre mille as, étaient exempts du service militaire; Aulu-Gelle réduit cette fortune limite à quinze cents as, qui était celle des *proletarii*; on appelait *capite censi* ceux qui ne possédaient rien du tout. Les uns et les autres n'étaient admis au service que dans les grands dangers, *in tumultu*, d'où le nom de *tumultuarii*. Les commerçants et les gladiateurs étaient également exclus de l'armée. Aprés l'expulsion d'Italie des Carthaginois, Rome déclara indignes de servir les Lucaniens et les Picentins, qui avaient embrassé le parti de ces derniers.

La loi exemptait du service les prêtres et les

augures, les magistrats et les sénateurs; ces derniers cependant pouvaient contracter des engagements volontaires ainsi que cela eut lieu avant la bataille de Cannes où, selon Tite-Live, quatre-vingts sénateurs servant comme volontaires furent tués.

L'an de Rome 307 les consuls ordonnèrent, dans une alarme à tous les jeunes gens, sans distinction, de se réunir le lendemain au Champ-de-Mars, et ils menacèrent de traiter comme déserteur, après la guerre, tout individu qui n'aurait aucun motif légitime d'exemption : *tempus non esse* disait l'ordre, *causas, cognoscendi; omnes juvenes postero die, prima luce, in campo martio adessent*; *pro desertore futurum cujus non probassent causam.* Tite-Live ajoute : *postero die omnis juventus affuit.*

Après avoir fait prêter le serment à la troupe, les tribuns, dit Polybe, indiquent à chaque légion le jour et le lieu du rendez-vous. Ils choisissent les hommes les plus jeunes et les plus pauvres, τους νεωτατους και πενιχρωτατους, pour les armes légères; viennent ensuite les *Hastats*; les hommes les plus vigoureux sont classés parmi les *Principes* (1), et les plus âgés parmi les *Triaires*

(1) *Principes qui a principio gladiis, hastati qui primi hastis pugnabant.* Varron.

La taille la plus petite dont il soit fait mention, est celle de 5 pieds et demi qui équivalent, d'après d'Anville et Barthélemy, à 5 pieds et un demi pouce de France, ou 1 mètre 638.

Le grammairien Dosithée (1) nous a conservé une conversation entre l'empereur Adrien et un jeune homme qui demandait son admission dans la garde.

« Quelle taille as-tu? » demande l'empereur, ποῖον μῆκος ἔχεις; cinq pieds et demi, πέντε πόδας καὶ ἥμισυ, répond le jeune homme. » Adrien ordonne son incorporation dans la gard urbaine, avec promesse de le faire passer, après trois ans de service, dans la garde prétorienne, s'il se conduit bien, ἐαν καλὸς ἔσῃ στρατιώτης.

L'instrument servant à mesurer la taille, c'est-à-dire la toise, se nommait *incoma* ou *incuma*, peut-être à cause des entailles, κομματα, qui indiquaient les pieds et les pouces. On trouve la première trace de ce mot dans les actes du martyr St Maximilien, qui eut lieu sous Dioclétien, en 295. Le proconsul ordonne d'appliquer Maximilien à la toise : *apta illum ;* l'officier du recrutement, après avoir obéi, fait la déclaration suivante : *habet pedes quinque, uncias decem.*

Une loi de Valentinien fixe en ces ter-

(1) *Sentent. Hadriani.* l. III.

mes la taille du soldat : *In quinque pedibus et septem unciis usualibus delectus habeatur* (1). Déjà cette mesure correspond à 1 mètre 665 millim. de France. Végèce parle d'une taille de 5 pieds 4 pouces 2 lignes, taille de nos dragons, comme représentant la moyenne de la taille pes fantassins des premières cohortes. Néron exigea la taille de six pieds, pour l'admission dans la légion appelée phalange d'Alexandre (2), destinée à faire campagne en Asie.

A Athènes, les citoyens servaient de 18 à 40 ans; à Rome, l'âge requis pour le service militaire était celui de 17 ans (3); dans le cas d'engagement volontaire avant cet âge, le temps du service ne comptait qu'à dater du jour ou l'homme avait atteint sa dix-septième année. Il ne fut dérogé à cette règle que lors de la seconde guerre punique (4), pendant laquelle les tribuns proposèrent au peuple de compter

---

(1) *Cod. Theodos*, l. VII, tit. 13. — Le mot *uncia usualis* se rapporte au *pes monetalis* dont l'étalon était déposé à Rome dans le temple de Junon-Moneta, de même que l'étalon de l'amphore était déposé au Capitole, et celui des mesures de poids, dans le temple d'Ops.

(2) *Sueton. In Neron.* c. 19.

(3) Dionys. Halicarn, l. IV.

(4) Tite-Live, liv. XXV, c. 5.

comme service, le temps passé sous les drapeaux avant l'âge légal. Après la bataille de Cannes, on enrôla sans distinction d'âge (1) : *Quosdam prætextatos scribunt*, dit Tite Live. Les jeunes soldats étaient placés jusqu'à l'âge de 18 ans, sous la surveillance d'hommes choisis appelés *custodes*.

Les Romains servaient jusqu'à leur 45e année inclusivement. Comme motif d'exemption, un certain Ligustinus dont parle Tite Live, invoque son âge, *major sum annis quinquaginta* (2). Sous la République, il suffisait d'avoir servi 20 ans dans l'infanterie, ou 10 ans dans la cavalerie depuis l'âge de 17 jusqu'à celui de 45 ans (3) ; alors, il fallait avoir fait dix campagnes pour pouvoir occuper une magistrature. Sous Auguste, un militaire ne pouvait quitter l'armée avant d'avoir accompli 20 années de service ; on voit dans Tacite, les vétérans se plaindre d'être retenus sous les drapeaux après 30, et même après 40 ans de service (4). Après 45 ans d'âge, les hommes rappelés au service exceptionnellement prenaient le titre de *evocati*.

(1) L. XXII, c. 57.
(2) L. XLII, c. 34.
(3) Polyb., l. VI, c. 4.
(4) Annal., l. I, c. 17.

Sous les empereurs, l'âge pour l'admission au service fut fixé tantôt à 16 et tantôt à 20 ans (1). L'empereur Adrien était entré au service à quinze ans.

Dès l'an 260 on voit Rome, réduite encore à un petit territoire, mettre sur pied jusqu'à deux légions, c'est-à-dire 42,000 hommes. Lorsque l'Italie fut soumise, Rome opposa à une invasion de Gaulois transalpins une armée qui par divers auteurs a été évaluée à plusieurs centaines de mille hommes. Au temps de César et d'Auguste, l'empire romain compta jusqu'à vingt-trois légions.

RETRAITES.

En 781, Auguste institua des pensions de retraite en faveur des militaires *émérites* qui, après avoir servi douze ans dans la garde prétorienne, ou seize ans dans une légion, étaient congédiés honorablement, *missio honesta*. La pension était proportionnée au grade et payée sur le trésor de l'armée. Dix-sept ans plus tard, l'empereur voyant que personne ne restait au service après l'expiration du temps légal, porta la pension de retraite à 20,000 sesterces (5378 fr.)

---

(1) Cod. Theodos., l. VI et VII.

pour les prétoriens, et à 12,000 (4,300 fr.) pour les légionaires; mais il exigea en même temps des uns et des autres une prolongation de service de quelques années, période pendant laquelle les militaires, astreints simplement au service de guerre, prenaient le titre de vexillaires. Dans certaines circonstances la *missio honesta* n'était pas exigée; on appelait *missio causaria* la mise à la retraite pour infirmités ou blessures.

FARDEAU.

Le soldat romain portait un casque et une longue épée à gauche, une épée courte à droite, un bouclier et un javelot. En campagne, il était en outre chargé d'une bêche, d'une scie, d'une faux, d'un panier, d'une courroie destinée à lier les prisonniers, enfin de ses ustensiles de cuisine. Souvent il portait pour dix-sept jours, quelquefois pour trente jours de blé ou de biscuit; dans quelques circonstances il était chargé de trois ou quatre palissades. Pendant la marche, le casque, suspendu à l'épaule droite, tombait sur la poitrine; le bouclier était fixé à l'épaule gauche. Le soldat est ainsi représenté sur la colonne Trajane, et c'est cet énorme fardeau qui fait dire à l'historien Joseph que le soldat romain est chargé comme un mulet (1). Pendant le combat, le fardeau était déposé à terre; c'est ce qui s'appelait : *sarcinas conjicere.*

SOLDE.

Pendant plus de trois siècles, Rome pauvre, n'accorda d'autre payement à ses armées que la gloire de vaincre, *vicisse stipendium erat.* La solde fut instituée définitivement l'an 347 ; allouée d'abord aux seuls fantassins, elle fut accordée cinq ans plus tard, au siège de Veies, aux cavaliers. D'après Polybe (c. VI), le soldat recevait par jour deux oboles, le centurion le double, et le cavalier le triple; or, deux oboles représentaient le tiers de la drachme, mesure grecque qui équivalait au denier romain, Ainsi, la solde du soldat était de trois as et un tiers. Dans la comédie de Plaute intitulée *Mostellaria,* un esclave qui se croit perdu et menacé de la corde s'écrie tout effrayé : « où sont donc ces braves qui, pour la somme de trois as, montent à l'assaut, *ubi sunt isti qui trium nummorum causa subeunt sub falas.* Sous la dictature de Fabius, la solde

---

(1) De bell. jud., liv. III, c. 6.

(2) Cæs. de bell. gall., liv. VII, c. 18. — Tite-Live, liv. XXXV, c. 4.

fut portée à cinq as; enfin cette solde fut, d'après Suétone, doubléepar César qui *legionibus stipendium in perpetuum duplicavit.* On voit, dans Tacite, le séditieux Percennius se plaindre que la vie du soldat ne soit estimée que dix as par jour : *denis in diem assibus animam et corpus æstimari.* Il ne voit d'autre remède au mal que d'élever la solde à un denier par jour, c'est-à-dire à seize as de cette époque. D'après Suétone, la solde fut portée par Domitien à treize as et un tiers. *Addidit et quartum stipendium militi, aureos ternos.*

La troupe était rangée en bataille pour recevoir la solde, et les chefs procédaient à l'appel nominal. *Citati milites nominatim.... Stipendiumque ad nomen singulis persolutum.* (Tit.-Liv. l. XXVIII, c. XXIX). Le baudrier et la ceinture servaient de bourse : *acceptum stipendium in zonis habentes* (Tit.-Liv. l. XXXIII, c. XXIX). L'historien Joseph parle de la cérémonie militaire du payement des troupes romaines occupées du siège de Jérusalem. « Les troupes étant rangées en bataille et ce fut, dit l'historien transfuge, un spectacle brillant pour les Romains, terrible pour les Juifs dont la foule couvrait les murailles de la ville et les toits du Temple. Toute la plaine semblait embrasée par l'éclat des armes ornées d'or et d'argent et frappées des rayons du soleil. La distribution dura quatre jours. »

Voici qu'elle a été la solde du soldat romain à diverses époques (1).

25	centimes	entre 536 et 703.
51	*id.*	sous Jules-César.
49	*id.*	sous Auguste.
48	*id.*	sous Tibère.
49	*id.*	sous Caligula.
57	*id.*	sous Domitien.

VIVRES.

Le blé paraît avoir été toujours le principal aliment du soldat romain, qui en recevait environ sept kilogrammes et demi pour huit jours. Les hommes broyaient le blé sur une pierre après l'avoir torrefié; de là le versde Virgile.

> . . . . *Frugesque receptas*
> *Et torrere parant flammis et frangere saxo.*

La farine était ordinairement préparée en bouillie appelée *puls fritilla*, et Pline raconte que pendant longtemps le peuple romain ne fit point usage du pain : ***Pulte**, non **pane***,

(1) Letronne, *Considérations sur les monnaies grecques et romaines*, p. 86.

vixisse longo tempore Romanos manifestum. Plaute appelle l'ouvrier romain *pultiphagus opifex*, pour le distinguer de l'ouvrier grec. Dans une expédition en Perse, l'empereur Julien se contentait d'une faible portion de bouillie : *Pultis portio parabatur exigua, etiam militi fastidienda gregario.* Plus tard, lorque l'usage du pain fut introduit dans l'alimentation de l'armée, les hommes recevaient un certain nombre de meules portatives; ils faisaient cuire la pâte sous la cendre. L'armée romaine fit également usage de biscuit appelé *buccellatum*, dont Procope parle dans les termes suivants : On met deux fois au four le pain de la troupe, destiné à être conservé longtemps.... On retranche alors au soldat, le quart du poids de sa ration ordinaire de pain. Le même auteur raconte qu'une maladie meurtrière se déclara dans l'armée de Bélisaire à Methone, à la suite d'une distribution de prétendu biscuit qui n'avait pas subi le degré de cuisson nécessaire, par suite d'une fraude du préfet du Prétoire.

Indépendamment du blé, le soldat recevait encore une ration de viande de porc ou de mouton, des légumes, du fromage, de l'huile, du sel, du vin et du vinaigre. Plutarque raconte que Crassus, après avoir passé l'Euphrate, fit n distriber à l'armée des lentilles et du sel, ce qui fut considéré comme de mauvais augure, parce que le sel et les lentilles faisaient partie des repas funèbres. Schelius pense que, lorque le soldat romain recevait de la viande, il la payait sur sa solde. Lorsque Scipion prit le commandement des troupes devant Numance, il permit l'usage de la viande, mais seulement au repas du soir; le matin, le soldat devait se contenter d'aliments non cuits, ἄπυρον ὄψον. (*Polyæm. strat.*, lib. VIII). Les seuls ustensiles permis étaient une marmite, une broche et une tasse. Souvent le soldat buvait dans son casque; c'est ce que Claudien appelle : *in galea potare nives*. Sous l'empereur Constance, il fut décidé que le soldat recevrait pendant deux jours de suite du biscuit, et du pain le troisième jour, de la viande de porc un jour, et du mouton les deux jours suivants. La boisson règlementaire du soldat était un mélange d'eau et de vinaigre, qui s'appelait *posca*, quelquefois simplement *acetum*. Pendant une expédition en Egypte, l'armée ayant réclamé du vin, son chef Pescennius Niger s'écrie : « Quoi, vous avez le Nil, et vous demandez du vin ! »

Le fantassin recevait par mois deux tiers d'un médimne de froment; les cavaliers, deux médimnes de froment, et sept médimnes d'orge pour la nourriture de trois chevaux; or, le médimne étant de six *modii*, et le *modius* étant de 8 kilogrammes 159, il s'ensuit que le soldat avait un peu plus de 32 kilogrammes de blé par mois. On appelait *duplares* ou *duplicarii*, les hommes qui, par récompense, avaient droit à la double ration, *quibus ob virtutem duplicia ut darentur institutum*. (Tite Live). Les *sesquiplares* étaient ceux qui recevaient une ration et demi. Les *duplicarii* étaient exempts des corvées militaires.

Le blé était distribué pour un mois (d'où le mot *menstruum*, devenu synonyme de nourriture du soldat), quand la troupe occupait une garnison ou un camp *in stativis* , quelquefois, même quand l'armée était en marche. Ainsi, le consul Cassius ayant, sans y être autorisé, résolu de faire une expédition en Macédoine, le Sénat romain en est informé par des députés d'Aquilée qui se fondent sur ce fait, que l'armée marche de la Gaule vers l'Illyrie, et que chaque homme porte du blé pour trente jours. Le blé était renfermé dans un sac que le soldat portait sur ses épaules.

Une des punitions infligées à la troupe consistait dans la réduction de la quantité ou dans une modification de la ration règlementaire de blé. Marcellus battu par Hannibal punit les cohortes qui avaient perdu leurs enseignes, en leur faisant donner de l'orge en place du blé (1). Auguste inflige, selon Appien, la même punition à des troupes qui avaient abandonné leur poste.

Le contrôle de la qualité du blé était dévolu aux tribuns, et s'appelait *probatio frumenti*. Il était sévèrement défendu au soldat de vendre son blé ; Salluste signale entre autres désordres, qui s'étaient introduits dans l'armée d'Albinus en Numidie, l'habitude du soldat de vendre son blé et son pain, *frumentum publice datum vendere, panem in dies mercari*. Dans une grande disette, un soldat ayant vendu cent deniers un boisseau de blé, Galba ordonna qu'il fût exclu des distributions, et le fit ainsi mourir de faim. Les distributions de blé étaient réglées avec une grande sévérité. Ammien Marcelin parle d'un commissaire des vivres de l'armée de Julien, qui fut condamné à mort pour avoir causé un retard de vingt-quatre heures. On voit sur la colonne Trajane la représentation d'une distribution de blé faite à la troupe.

Le soldat romain faisait deux repas par jour, le premier, *prandium*, (peut-être de πραν mot qui en Dorien signifie *mane*) à la sixième heure du jour, le second, *vesperna*, à la dixième heure. Les hommes mangeaient devant leur tente,

(1) Tite-Live, liv. XXVII, c. 13.

in propatulo, et faisaient leur premier repas debout, *statarium prandium;* il leur était permis de s'asseoir au second.

Dans la guerre contre les Gaulois, l'armée reçut l'ordre de se rendre à Sutrium en emportant ses vivres; de là cette locution *aller à Sutrium*, dont se sert Plaute dans sa pièce intitulée *Casina*. Un avare dit à son ami : Envoyez-moi vos domestiques, mais surtout qu'ils apportent leur repas, comme s'ils allaient à Sutrium.

Cibo cum suo... quasi eant Sutrium.

Ici se terminent les documents d'hygiène militaire que j'ai pu me procurer sur l'armée romaine.

II. ARMÉE PRUSSIENNE.

RECRUTEMENT.

Les opérations du recrutement sont confiées en Prusse à deux commissions dont l'une siége au chef-lieu d'arrondissement, l'autre au chef-lieu de province. La première se compose d'un conseiller d'arrondissement, du commandant du bataillon de la Landwehr, d'un officier de cavalerie, et de deux médecins, l'un civil, l'autre militaire. La seconde est composée d'un conseiller de province, du général inspecteur de la

Landwehr, de deux officiers supérieurs (Infanterie et Cavalerie), d'un officier d'Artillerie, d'un officier du Génie, enfin d'un officier de santé militaire d'un grade supérieur.

Tous les ans, vers le mois de juillet, il est procédé à l'établissement des listes de la population recrutable de 20 à 25 ans, qui est classée d'après l'âge en cinq séries dont la première se compose des hommes de 20 à 21 ans ; la seconde des hommes de 21 à 22 ans, et ainsi de suite.

Cette opération terminée, la commission d'arrondissement procède à l'examen des individus de la première série et prononce sur leur aptitude au service ; les jeunes gens propres au service sont exemptés définitivement ; les jeunes gens dont le développement n'est pas complet, sont classés dans la seconde série pour être examinés de nouveau l'année suivante. Si les hommes de la première série, agés de 20 à 21 ans, ne sont pas reconnus propres au service en nombre suffisant pour assurer le recrutement de l'armée, ils sont complétés par la deuxième série ; immédiatement après la clôture des opérations les hommes âgés de vingt-cinq ans sont classés dans le Landwehr du premier ban. La commission désigne indépendamment du nombre d'hommes fixé pour le contingent de l'arrondissement, un dixième de ce nombre en sus destiné à remplacer immédiatement les jeunes gens qui seraient exemptés par la commission supérieure.

Quelques jours après avoir été reconnus aptes au service et classés par la commission d'arrondissement, les jeunes gens sont dirigés sur le chef-lieu de province où la commission supérieure prononce définitivement et sur leur aptitude et sur leur classement dans les diverses armes. Ils doivent avoir rejoint leur corps le 15 octobre. La durée du service est de cinq ans, tant dans l'armée active que dans la réserve ; de sept ans dans la Landwehr du premier ban, et enfin de huit ans dans la Landwehr du deuxième ban, en tout vingt ans. Le service actif est de trois ans dans la cavalerie et dans la garde ; il n'est que de deux ans dans les autres armes. Chaque province est occupée, en temps ordinaire, par un corps d'armée exclusivement recruté dans les limites de son territoire; la Garde-Royale seule se recrute dans toute l'étendue du royaume. Tout militaire faisant partie de la réserve est susceptible d'être rappelé au service actif.

TABLEAU

Des hommes appelés et des exemptions prononcées de 1831 à 1840 inclusivement.

DÉSIGNATION DES CORPS D'ARMÉE.	JEUNES GENS de 20 ans, et hommes ajournés sur années antérieures.	REFUSÉS pour infirmités physiques ou intellectuelles ou propres seulement au service de garnison.	PROPORTION sur 10,000 hommes	Déclarés provisoirement impropres au service.		PROPORTION sur 10,000 hommes des individus exemptés pour défaut de taille.
				Pour infirmités.	Pour défaut de taille, c'est-à-dire ayant moins de 5 pieds.	
1er Corps d'armée.	734,639	28,975	394	245,389	228,784	3,114
2e —	610,785	33,065	541	204,841	161,369	2,642
3e —	493,950	29,148	581	137,900	80,946	1,638
4e —	475,688	30,749	646	144,573	75,279	1,582
5e —	477,992	21,986	459	121,068	145,054	3,034
6e —	482,991	26,758	554	124,462	163,953	3,394
7e —	349,643	30,688	877	105,841	26,127	747
8e —	391,853	49,305	1258	119,878	64,107	1,635
TOTAUX. . . .	4,017,539	251,774	626	1,203,981	953,813	2,374

Le premier corps se compose de Prussiens proprement dits; le deuxième se recrute dans la Poméranie; le troisième dans la Marche; le quatrième dans la province de Saxe; le cinquième dans la Posnanie; le sixième en Silésie; le septième en Westphalie; le huitième enfin dans la province du Rhin. Or, il résulte du tableau qui précède que la proportion des exemptions pour cause d'infirmités a été dans les provinces de Prusse et de Posnanie d'environ 4 sur 100; de 5 sur 100 en Poméranie, en Silésie et dans la Marche; de 6 sur 100 en Saxe, de 8 en Westphalie, et de plus de 12 sur 100 dans la province du Rhin. L'élévation du chiffre des exemptions dans cette dernière province peut se rattacher en grande partie à une épidémie d'ophthalmie. En ce qui concerne la taille, on voit que la Silésie produit les hommes les plus petits, la Westphalie les hommes les plus grands. Les exemptions pour défaut de taille sont, dans cette dernière province, de 7 sur 100; elles sont de 15 à 16 sur 100 en Saxe, dans la province du Rhin et dans la Marche; elles s'élèvent à 26 et à 31 sur 100 dans la Poméranie, dans la Posnanie et dans la province de Prusse.

En France, le nombre des jeunes gens examinés par les conseils de révision, de 1816 à 1835 inclusivement, s'est élevé à 5,811,944. Sur ce nombre, 1,076,136 individus, c'est-à-dire près d'un cinquième, ont été exemptés pour défaut de taille ou pour infirmités. Et pourtant la loi du 24 mars 1832 a réduit le minimum de la taille qui n'était déjà que de 1 mètre 57 centimètres (4 pieds 10 pouces), à 1 mètre 56 centimètres; une ordonnance de Louis XIV, du 26 janvier 1701, l'avait fixé à 1^{m} 624. La taille moyenne de l'armée française était, en 1842, de 1 mètre 660 1/3, et en 1848 de 1 mètre 660 9/10 (1). En Angleterre, le minimum de la taille est fixée à 5 pieds 5 pouces et demi; elle est de 5 pieds 7 pouces pour la cavalerie légère, et de 5 pieds 8 pouces pour la grosse cavalerie. D'après M. H. Marshall, la taille moyenne du fantassin anglais est de 5 pieds 7 pouces à 5 pieds 8 pouces (1^{m} 70 à 1^{m} 73). Le tableau suivant donnera une idée de la taille de l'armée anglaise, comparée avec celle de l'armée française, et évaluée d'après un effectif de 1000 hommes (2). Rappelons à cette occasion que le pied anglais (1/8 du *yard*) est de 3,04 décimètres, et le pouce de 2,53 centimètres (3).

---

(1) *Voy.* Compte rendu au roi sur le recrutement de l'armée pendant l'année 1843.

(2) Consultez. *H. Marshall, Military Miscellany.* London, 1846, pag. 89.

(3) Pour éviter autant que possible les erreurs si fréquentes ns la mensuration de la taille, peut-être conviendrait-il de

Taille Evaluée en pieds et pouces anglais.		Armée britannique.	ARMÉE FRANÇAISE d'après M. Hargenvilliers.
		PROPORTION SUR 1000 HOMMES.	
Pieds.	Pouces.		
5	1	»	62
5	2	»	156
5	3	»	187
5	4	»	178
5	5	4	152
5	6	114	107
5	7	180	69
5	8	252	49
5	9	184	22
5	10	128	9
5	11	73	5
6	0	40	2
6	1	15	1
6	2	7	»
6	3	1	»
6	4	1	1
6	5	1	»

mesurer l'homme dans la position horizontale. Sur 52 militaires mesurés dans cette dernière position, M. H. Marshall, inspecteur-général des hôpitaux militaires en Angleterre, dit avoir observé les différences suivantes en plus, eu égard à la mensuration ordinaire dans la station verticale :

Sur	5	hommes,	différence	4/6 de pouce.
	5	»	»	3/8
	13	»	»	2/8
	14	»	»	1/8
	15	»	différence non appréciable.	
Total. . .	52			

Ce tableau dit assez quel énorme avantage possède l'armée anglaise sous le rapport de la force physique, dont la taille de l'homme est, *tout égal d'ailleurs*, une des mesures les plus certaines.

M. H. Marshall qui s'est beaucoup occupé de la question médicale du recrutement des armées, demande pourquoi à la mensuration de la taille on ne joindrait pas l'épreuve d'un poids minimum, au-dessous duquel nul ne pourrait être admis au service. Voici d'après ce savant statisticien la taille et le poids moyens des 8 compagnies d'un régiment indigène du Bengale et d'un régiment indigène de Madras. La taille est évaluée en pieds et en pouces anglais; le poids est estimé en *stones* et en livres. La livre anglaise est de 453 gram.; le stone a 14 livres.

	INFANTERIE INDIGÈNE DU BENGALE.				INFANTERIE INDIGÈNE DE MADRAS.			
	Taille.		Poids.		Taille.		Poids.	
	pieds.	pouces.	stones.	livres.	pieds.	pouces.	stones.	livres.
Grenadiers.	5	11	10	3 1/2	5	8 1/2	8	7 3/4
1re compagnie.	5	8 3/4	9	2	5	6 1/2	7	10 1/2
2e —	5	7 1/2	8	12	5	5 3/4	7	3 3/4
3e —	5	8	9	3	5	6	7	10 1/4
4e —	5	7 3/4	8	10 1/2	5	5	7	13
5e —	5	7 3/4	9	0 1/2	5	6	8	2 1/2
6e —	5	7 1/2	9	0 1/4	5	6	7	2 1/2
Tirailleurs (Light company.)	5	7 1/2	9	0 1/2	5	5 3/4	8	4 1/2
Moyennes . .	5	8 1/4	9	3	5	6 1/4	7	13 1/4

TABLEAU.

De l'effectif de l'armée prussienne, de 1829 à 1838, officiers et officiers de santé militaires non-compris.

	1829	1830	1831	1832	1833	1834	1835	1836	1837	1838	Totaux.
Garde royale. . .	19,527	19,527	23,652	16,834	19,477	19,575	19,415	19,252	19,069	19,652	195,980
1er Corps d'armée.	15,475	15,475	28,107	19,631	18,792	16,309	15,283	14,935	12,628	14,627	171,258
2e —	14,841	14,841	24,606	17,744	15,510	13,717	13,596	13,444	13,197	12,992	154,188
3e —	12,993	12,993	21,567	17,265	15,031	12,822	12,731	12,604	13,598	12,356	143,758
4e —	12,666	12,666	18,643	22,431	22,070	12,875	12,709	12,660	13,374	13,330	153,422
5e —	14,710	14,710	37,220	13,351	13,452	12,044	12,538	11,745	13,103	13,022	155,895
6e —	14,290	14,290	26,082	17,579	15,593	13,182	13,950	12,784	12,665	12,530	153,145
7e —	13,058	13,058	16,405	14,804	16,161	12,446	12,298	13,218	12,163	12,063	136,634
8e —	16,517	16,517	29,049	25,949	31,749	29,220	26,576	26,146	20,757	20,789	243,269
Totaux. . .	134,055	134,055	225,331	165,586	168,035	142,188	139,096	136,788	130,554	131,341	1,506,829

Il serait à désirer que les officiers de santé militaires français qui s'occupent de statistique médicale, possédassent toujours une notion exacte de l'effectif des troupes; c'est l'ignorance de cet important élément, qui frappe souvent de stérilité leurs travaux statistiques d'ailleurs très-consciencieusement élaborés. J'ai reçu récemment de M. le colonel Tulloch un modèle des tableaux statistiques nouvellement adoptés par le ministre de la guerre pour les rapports annuels des officiers de santé militaires anglais; j'ai remarqué avec un vif intérêt que les chefs du commandement sont tenus de fournir à ces derniers le chiffre exact de l'effectif des troupes. Ces tableaux, proposés par M. Tulloch, sont de véritables modèles dignes en tous points de leur auteur.

MORTALITÉ

On trouve dans les rapports officiels du Gouvernement britannique sur l'état sanitaire de l'armée anglaise, le document suivant, résumant pour la période de 1821 à 1830, le chiffre des admissions aux hôpitaux et des décés de l'armée prussienne. On remarquera que le chiffre de la mortalité des années 1829 et 1830, diffère légèrement du chiffre indiqué au tableau du docteur

Casper, que nous donnerons plus loin, et qui comprend la période plus récente de 1829 à 1830.

Effectif moyen de l'armée : 105,000 *hommes.*

ANNÉES.	ADMISSIONS à l'hôpital.	DÉCÈS.
1821.	90,815	913
1822.	93,084	1,123
1823.	99,487	1;121
1824.	99,779	1,014
1825.	98,768	1,150
1826.	108,706	2,311
1827.	128,955	1,253
1828.	139,097	1,364
1829.	142,613	1,429
1830.	164,677	1,632
TOTAUX	1,166,008	12,310
MOYENNES. . .	116,600	1,231

Il résulte de ce tableau que dans la période de 1821 à 1830, l'armée prusienne a fourni annuellement sur 1000 hommes une proportion moyenne :

de 1,110 admissions à l'hôpital,

— 44 malades pour mouvement quotidien,

— 11,7 décès, chiffre remarquablement faible, si on le compare à celui de la mortalité des autres armées.

En Angleterre, de 1830 à 1836, un effectif

général de 43,163 hommes, Dragons de la Garde et Dragons, a fourni un chiffre moyen quotidien de 37,3 malades sur 1,000; mais il ne faut pas perdre de vue qu'il s'agit ici d'hommes choisis et appartenant, en partie, à une arme privilégiée. En France, la moyenne des malades pour toute l'armée de l'intérieur est de 1/22 de l'effectif, ou de 45,4 malades sur 1,000, proportion dans laquelle ne sont pas compris les hommes traités à l'infirmerie régimentaire.

TABLEAU

De la mortalité de l'armée prussienne, de 1829 *à* 1838.

ANNÉES	EFFECTIF	DÉCÈS.	RAPPORT.
1829	134,055	1,314	1 sur 102,0
1830	134,055	1,499	1 — 89,3
1831	225,331	4,794	1 — 46,9
1832	165,586	2,660	1 — 62,2
1833	168,035	1,817	1 — 92,4
1834	142,188	1.954	1 — 72,8
1835	139,096	1 565	1 — 88,9
1836	136,788	1,343	1 — 101,9
1837	230,354	1,592	1 — 81,9
1838	131,341	1,213	1 — 108,2
TOTAUX.	1,506,829	19,751	1 sur 76,3

Il résulte des faits résumés dans ce tableau,

qu'un effectif général de 1,506,829 hommes, a compté dans une période de 10 années 19,751 décès, soit un mort sur 76,3 ou 13,1 décès sur 1,000 hommes. Bien que ce chiffre soit déjà très-inférieur à celui de la mortalité des autres grandes armées, il ne faut pas oublier qu'il se trouve considérablement accru par les décès causés en 1831 par l'épidémie de choléra ; en effet, en défalquant de l'effectif général et de la mortalité totale des dix années, l'effectif et la mortalité de 1831, on obtient pour les autres 9 années, 14,957 décès sur un effectif de 1,281,498 hommes, soit une proportion de 11,6 décès sur 1,000.

On sait que l'âge du service militaire en Prusse est à peu près celui de 20 à 25 ans ; or, je trouve que sur une population civile de 692,704 individus mâles, âgés de 20 à 25 ans, il est mort en 1840 en Prusse, 6,853 individus, ce qui donne une proportion annuelle de 10 décès sur 1,000 individus vivants, mortalité de très-peu inférieure à celle qui pèse sur l'armée.

Si nous comparons la mortalité de l'armée prussienne avec celle des autres grandes armées sur lesquelles on possède quelques documents authentiques, nous la trouvons très-faible ; en effet, la proportion des décès a été,

Pour l'armée anglaise servant dans le Royaume Uni, de 1819 à 1828, de 15 sur 1,100 hom. (1).

Pour l'armée française servant en France, de 1842 à 1845, de 19 » » (2).

Pour l'armée des États-Unis d'Amérique,

1° Dans la région du Nord, de 18,8

2° Dans la région du Centre, de 44,2

3° Dans la région du Sud, de 52,3 » » (3).

Toutefois, il ne faudrait pas trop se presser de conclure d'après la comparaison des faits numériques qui précèdent ; en effet, tout égal d'ailleurs, une armée composée de jeunes hommes de 20 à 25 ans, ne servant que pendant une période de trois (4) années, et ne subissant presqu'aucun déplacement, doit éprouver des pertes moins considérables, que si elle se composait d'hommes plus âgés, servant plus longtemps, et

---

(1) *Statist. Reports on the sickness, mortality and invaliding among the troops.* London, 1840.

(2) *Moniteur Universel* du 3 avril 1846.

(3) *Statist. Reports en the Sickness and Mortality in the Army of the United States. Washington,* 1840.

(4) La durée du service militaire en France, qui est aujourd'hui de 7 ans, n'était que de 6 ans sous Louis XIV, sous Louis XV et sous Louis XVI. La loi du recrutement de 1824 avait également fixé à 6 ans la durée du service qui est aujourd'hui de 7 ans.

soumise d'ailleurs à des déplacements considérables. Disons enfin, que les pertes d'une armée ne se supputent pas seulement d'après la proportion des décès, mais encore d'après celle des réformes.

ALIMENTATION.

Dans l'armée prussienne une commission composée d'un capitaine, d'un lieutenant et d'un sous-officier, est chargée spécialement de la comptabilité et de l'administration des fonds destinés à l'ordinaire. Elle passe des marchés et contrôle les diverses livraisons faites à la troupe. Chaque ordinaire qui alimente deux compagnies est dirigé par un sous-officier exempt de tout autre service, et qui a sous ses ordres un ou deux hommes par compagnie, chargés *d'une manière permanente* de faire la cuisine. Les fonds de l'ordinaire proviennent 1° d'une retenue opérée sur la solde et s'élevant par jour et par homme à 18 centimes à Berlin, à 15 centimes à Breslau; 2° d'une remise faite par le gouvernement de 1 franc 87 centimes par homme et par mois, en compensation des frais d'octroi prélevés sur les denrées consommées par la troupe; 3° enfin de tous les bénéfices résultant des marchés passés par la commission. Tous les matins le sergent-major remet au sous-officier d'ordinaire la liste des hommes qui doivent prendre part au repas.

Le règlement n'accorde de la viande que trois fois par semaine ; néanmoins le soldat en reçoit chaque jour une ration dont le poids s'élève à environ 60 grammes, déduction faite des os. Il lui est alloué en outre environ un litre de légumes préparés avec du jus de viande. Le pain, qui est de seigle pur et non bluté, est fourni en nature à raison de 600 grammes par jour et par homme. Aux termes du règlement, la troupe ne fait qu'un seul repas par jour, qui a lieu à midi. Il est de règle que jamais les aliments ne sortent du quartier, en sorte que les hommes de garde sont obligés de se nourrir comme ils le peuvent au moyen de la somme qui leur a été retenue sur leur solde et qui leur est remboursée.

Les aliments sont portés de la cuisine au réfectoire ; si tout un bataillon ne peut y prendre place à la fois, les compagnies se succèdent de demi-heure en demi-heure. En dehors du repas de midi, les hommes ne peuvent recevoir que des pommes de terre cuites à l'eau, et qui leur sont livrées au prix d'achat de la commission.

Tous les officiers d'un même corps, à l'exception de ceux qui sont mariés, sont tenus de manger ensemble dans un local spécial disposé à cet effet dans chaque caserne, et qui possède une bibliothèque.

En campagne et sur le pied de rassemblement, la solde du soldat et celle du sous-officier sont réduites de 15 centimes par jour ; mais ils reçoivent alors 750 grammes de pain, 250 grammes de viande, une ration de légumes et un seizième de litre d'eau-de-vie.

TABLEAU COMPARATIF

Des décès des hommes âgés de moins de 20 ans, et de la mortalité générale de l'armée pendant la période de 1829 *à* 1838 *inclusivement.*

CORPS D'ARMÉE.	Décès.	DÉCÈS au-dessous de 20 ans d'âge.	PROPORTION sur 1000 décès.
Garde Royale. . . .	2,554	36	14,0
1er Corps d'armée. .	3,879	69	17,9
2e —	2,741	51	18,9
3e —	1,759	37	21,0
4e —	1,610	30	18,9
5e —	3,045	49	16,0
6e —	2,121	50	23,5
7e —	1,282	19	14,8
8e —	2,052	39	19,0
TOTAUX.	21,043	380	18,0

Il est à regretter que M. Casper n'ait pu indiquer le rapport des décès des hommes de moins de 20 ans à leur effectif, rapport seul capable d'élucider l'important problème de l'influence de l'âge sur la mortalité dans la vie militaire. Si l'on interroge la force de l'homme au dynamomètre on obtient d'après M. Quetelet les résultats suivants :

Force de l'homme, estimée au dynamomètre.

Age.	Force rénale. Myriagrammes.	Force des deux mains. Kilogrammes.
18	13,0	79,2
19	13,2	79,4
20	13,8	84,3
21	14,6	86,4
25	15,5	88,7
30	15,4	89,0
40	12,2	87,0
50	10,1	74,0
60	9,3	56,0 (1).

La plus grande somme de force *musculaire* semblerait, d'après ce tableau, être départie à l'âge de 25 à 30 ans ; mais si, au lieu de consulter la force purement musculaire, nous interrogeons la force de résistance aux causes de mortalité dans la carrière militaire, nous arrivons, contradictoirement à une opinion assez généralement ré-

(1) Quetelet, *Essai sur l'homme et le développement physique de ses facultés.* Paris, 1835.

pandue, à des résultats bien différents. On verra par le tableau suivant, que j'emprunte à un excellent travail sur le recrutement, de M. Marshall, combien l'âge de 18 à 25 ans est favorisé dans l'armée anglaise sous le rapport de la mortalité (1).

ARMÉE ANGLAISE.

Tableau de la mortalité des troupes occupant les stations ci-dessous désignées, du 1er *janvier* 1831 *au* 31 *décembre* 1836.

SÉJOUR.	PROPORTION DES DÉCÈS Sur 1,000 hommes.				Proportion annuelle moyenne sur 1000 hommes de tout âge.
	De 18 à 25 ans.	De 25 à 33 ans.	De 33 à 40 ans.	De 40 à 50 ans.	
ROYAUME-UNI. Dragons de la garde.	»	»	»	»	»
ROYAUME-UNI. Dragons de la ligne.	13,9	14,0	17,8	26,7	15,3
ROYAUME-UNI. Cavalerie de la maison roya[e]	14,7	11,4	16,3	22,8	14,5
ROYAUME-UNI. Infanterie de la garde. . .	22,3	22,5	17,7	27,5	21,6
Gibraltar..	18,7	28,6	29,5	34,4	22,3
Malte.	13,0	23,3	14,0	56,7	22,3
Iles Ioniennes.	12,2	20 1	24,4	24,2	19,8
Antilles.	50,0	74,0	97,0	123,0	67,0
Jamaïque.	70,0	107,0	131,0	128,0	91,0
Bermudes.	16,5	42,0	42,0	76	28,9
Canada supérieur et inférieur. . .	19,7	27,7	37,6	35,7	25,7
Nouv.-Écosse et Nouv.-Brunswick	14	22,5	30,8	41,5	20,3
Cap de Bonne-Espérance.	9	20,6	29,7	82,0	17,6
Maurice.	20,6	38,0	52,7	87,7	34,7
Ceylan.	24.0	55,0	86,4	126,6	18,3
Nouvelles-Galles du Sud. . . . , .	9,8	18,2	17,6	20,9	14,1
Bombay.	18,2	34,6	46,8	71,1	33,1
Madras. . . . . , ...	26	59,3	70,7	86,5	52,2
Bengale.	23,8	50,3	50,6	83,3	44,5

(1) *H. Marshall, on the Enlisting of Soldiers.* — Edinburgh, 1839, p. 58.

TABLEAU

De la mortalité dans les divers corps d'armée, de 1829 à 1838 inclusivement.

	DÉCÈS.	RAPPORT des décès à l'effectif.
8e Corps d'armée. . .	1,931	1 sur 126,1
7e —	1,189	1 — 114,0
4e —	1,466	1 — 104,6
3e —	1,642	1 — 87,5
Garde royale. . . .	2,422	1 — 80,9
6e —	1,987	1 — 77,0
2e —	2,597	1 — 59,4
5e —	2,838	1 — 54,9
1er —	3,679	1 — 46,5
TOTAUX.	19,751	1 sur 7,63

Il résulte de ce tableau que la mortalité la plus considérable (1 décès sur 46,5) répond au corps d'armée recruté et stationné dans la province de Prusse ; la mortalité la plus faible (1 décès sur 126,1) répond à la province du Rhin. Il ne faudrait pas cependant se hâter d'inférer que cette inégalité se rattache à des différence dans l'administration des diverses fractions de l'armée. Le mot de l'énigme est ici fourni par les tables de mortalité des diverses provinces de la monarchie prussienne, qui démontrent que les inégalités dans la mortalité de l'armée se lient à une inégalité analogue dans la mortalité de la population civile. La Garde-Royale, dont la mortalité tient le milieu, se recrute dans toutes les provinces indistinctement. J'ai résumé dans le tableau suivant, d'après M. Hoffmann de Berlin, le nombre des décès survenus en 1841 dans la population civile mâle de 20 à 25 ans des diverses provinces de la Prusse.

	PROVINCES.	POPULATION. Recensement de 1840.	DÉCÈS en 1841.
I	PRUSSE.	104,838	1,245
II	POSEN.	55,275	627
III	BRANDEBOURG.	79,884	841
IV	POMÉRANIE . .	41,597	450
V	SILÉSIE.	108,280	998
VI	SAXE.	59,874	578
VII	WESTPHALIE. .	48,513	599
VIII	RHIN.	100,440	1,381

Le tableau suivant résume la mortalité de l'armée prussienne, par catégories d'arme.

TABLEAU

Des décès survenus dans les diverses armes, de 1831 à 1838 inclusivement.

ANNÉES.	INFANTERIE.		CAVALERIE.		ARTILLERIE.		GÉNIE.	
	EFFECTIF.	DÉCÈS.	EFFECTIF.	DÉCÈS.	EFFECTIF.	DÉCÈS.	EFFECTIF.	DÉCÈS.
1831	178,972	3,643	29,469	414	26,118	359	3,048	30
1832	122,605	1,860	23,604	232	21,645	260	2,515	21
1833	123,663	1,152	23,576	252	17,222	167	2,697	14
1834	99,036	1,253	23,355	244	17,376	206	2,684	11
1835	98,797	1,014	23,605	163	16,552	173	2,568	14
1836	90,896	889	22,938	137	16,368	107	2,627	13
1837	91,746	1,044	22,959	170	15,797	128	2,549	23
1838	91,080	786	23,214	139	15,969	109	2,552	9
TOTAUX. .	896,795	11,641	192,720	1,731	147,047	1,509	21,240	135

Il résulte des faits résumés dans ce tableau que la mortalité a été

Dans l'Infanterie de 12,9 décès sur 1,000 hommes.
Dans la Cavalerie — 9
Dans l'Artillerie — 10,3
Dans le Génie — 6,4

Il est digne de remarque que dans l'armée anglaise employée dans les Royaume-Uni, de 1830 à 1836 inclusivement, la mortalité a été,

Parmi les Dragons de la garde et de la ligne,
de 14 décès sur 1,000 hom.
Dans l'Infanterie de la garde de 21,6 » »

Dans l'armée piémontaise, la mortalité était, d'après le comte Marozzo :

Pour l'Infanterie,
de 1775 à 1791, de 34,9 décès sur 1,000 hom.
Pour la Cavalerie,
de 1780 à 1792, de 18 » »

Une si notable et si constante différence dans la mortalité des deux armes suffirait à elle seule pour démontrer combien est faux le principe en vertu duquel on envoie systématiquement les hommes les plus faibles dans l'infanterie qui réclame au contraire des hommes très-forts et très-vigoureux, eu égard aux fatigues inséparables de service spécial de l'arme, tant en garnison qu'en campagne. Les faits numériques qu'il m'a été permis de réunir sur la mortalité relative du soldat français dans les diverses armes m'ont prouvé que le soldat d'Infanterie de notre armée est soumis à une mortalité plus considérable que celle qui pèse sur les armes spéciales. Mais d'une part les faits que j'ai colligés sur cette matière sont trop peu nombreux pour légitimer une conclusion rigoureuse ; d'autre part, le soldat français d'infanterie étant en général plus faible, plus petit, souvent moins bien nourri et plus soumis au danger de l'agglomération, que le soldat des autres armes, il ne serait pas permis non plus d'attribuer la mortalité à laquelle le premier est soumis, à l'influence exclusive du service spécial de son arme. Le document suivant paraîtra peut-être de nature à résoudre définitivement la question, en ce sens que l'Infanterie de la Garde, en Angleterre, se recrute parmi des hommes de choix. Voici quelles ont été, de janvier 1830 au 1er avril 1837, les pertes sur un effectif de 1000 hommes :

	Pertes annuelles sur 1000 hom. par réforme et décès.
Dragons de la Garde et Dragons	41,6
Cavalerie de la Maison Royale.	32,5
Infanterie de la Garde.	58,0

On voit que même pour une infanterie choisie, les pertes sont de beaucoup plus considérables que dans la cavalerie.

ARMÉE PRUSSIENNE.

Tableau des suicides dans les divers corps d'armée, de 1829 à 1838.

CORPS D'ARMÉE	SUICIDES.	RAPPORT A L'EFFECTIF.
Garde Royale.	79	1 sur 2,480
1er Corps d'armée.	119	1 — 1,439
2e —	90	1 — 1,716
3e —	89	1 — 1,615
4e —	96	1 — 1,598
5e —	112	1 — 1,392
6e —	71	1 — 2,157
7e —	49	1 — 2,768
8e —	54	1 — 4,505
TOTAUX.	759	1 sur 1,985

Il résulte de ce document que la proportion moyenne a été, dans l'armée prussienne, de 1 suicide sur 1985 hommes, proportion très-considérable et hors de tout rapport avec ce que nous observons dans l'armée française, mais qui est loin d'égaler le chiffre des suicides en Angleterre, où la tendance à ce genre de mort me paraît être favorisée par l'engagement à vie, que le docteur Marshall qualifie à juste titre d'esclavage à vie (*life slavery*). Pendant une période de sept années il a été constaté parmi les dragons de la garde, et ceux de la ligne 35 suicides sur 686 décès, ou un suicide sur 1274 hommes.

TABLEAU

Des décès par accidents et par suicide dans les diverses armes, pendant la période de 8 années, de 1831 à 1838.

ARMES.	EFFECTIF.	DÉCÈS par accidents.	SUICIDES.	PROPORTION des suicides sur 10,000 hommes
Infanterie.	896,795	234	379	4
Cavalerie.	192,720	104	139	7
Artillerie.	147,047	68	30	2
Génie. . .	21,240	8	5	2
TOTAUX. .	1,257,802	414	553	4

On voit que la proportion des suicides, qui n'est que de 2 sur 10,000 hommes dans l'Artillerie et dans le Génie, s'élève à 4 dans l'Infanterie, et qu'elle atteint son maximum, 7 sur 10,000, dans la Cavalerie. En ce qui concerne les accidents qui ont été cause de décès, il y a tout lieu de croire avec M. Casper, qu'un très-grand nombre a trait à des hommes noyés, surtout si l'on considère que les trois cinquièmes des accidents dont il s'agit ont eu lieu dans les mois de

4

juin, juillet et août. Il est digne de remarque qu'en Angleterre comme en Prusse c'est la Cavalerie qui fournit la proportion la plus forte de suicides (1).

MALADIES.

Nous regrettons vivement que M. Casper se soit vu obligé de se renfermer dans l'énoncé des renseignements suivants sur les causes de mortalité :

670	décès sont attribués	à un âge avancé.
1,822		au choléra.
6,094		à la fièvre typhoïde.
2,427		à des inflammations.
4,682		à la phthisie pulmonaire.

Enfin 1103 décès sont attribués à l'apoplexie cérébrale, à l'apoplexie pulmonaire, à l'hémoptysie, à l'hématémese et à la dysenterie.

On voit par les documens que nous venons d'exposer que deux maladies qui déciment l'armée française, en France, dans une énorme proportion, la phthisie pulmonaire et la fièvre ty-

(1) Consultez sur cette matière mon travail, ayant pour titre : *Etudes d'Hygiène Publique sur l'Etat Sanitaire des Armées de Terre et de Mer*, pag. 23. Paris, 1846, chez Corréard.

phoïde, exercent également des ravages considérables dans l'armée prussienne ; en effet, les chiffres qui précèdent donnent sur un effectif de 1000 hommes une moyenne annuelle de

4,0 décès par fièvre typhoïde,
3,01 décès par phthisie pulmonaire.

Cette proportion de phthisiques, qui est forte si on la compare à celle de 4,7 qui pèse, d'après M. Farr, sur la population civile mâle de Londres de 20 à 30 ans, est peu considérable si on la rapproche de la mortalité par phthisie, qui atteint l'Infanterie anglaise de la Garde ; celle-ci, en effet, dans une période de sept années, a perdu 397 phthisiques sur un effectif de 34,538 hommes, soit 11,5 décès par phthisie sur 1000 hommes. Nous ne saurions trop le répéter, afin de prévenir une erreur journellement commise, les ravages de la phthisie dans une armée ne peuvent se supputer d'après les seuls décès constatés aux hôpitaux, alors que la plus grande partie des militaires tuberculeux est éloignée de l'armée par la réforme, souvent même par l'envoi en convalescence.

Mais, si les données manquent jusqu'à présent pour préciser le chiffre des pertes des armées européennes par phthisie pulmonaire, je ne crois pas m'écarter de la vérité en affirmant que les ravages de cette maladie sont immenses. En ce qui regarde les causes du mal, il est permis de signaler en première ligne l'insuffisance du renouvellement de l'air dans les bâtiments militaires; le défaut de variété et l'insuffisance de l'alimentation, souvent sa mauvaise qualité; l'ennui et l'insomnie du soldat; les fatigues du service de nuit. Enfin, je pense que très-souvent la proportion des phthisiques des armées est considérablement accrue par un mauvais recrutement.

Au sujet du défaut d'aération des locaux, considéré comme cause de phthisie, je citerai un fait qui n'est peut-être pas assez connu. Il y a quelques années, on construisit au Jardin zoologique de Londres un nouveau local destiné à recevoir les singes de l'établissement. Aucune dépense ne fut épargnée pour assurer à ces animaux tout le comfort possible ainsi qu'une température élevée et égale. Leur logement consistait en un magnifique salon dans lequel on n'avait oublié qu'une seule chose, le renouvellement de l'air. Quand le local fut prêt, on y plaça environ soixante singes, dont plusieurs avaient déjà passé plusieurs hivers en Angleterre sans y avoir subi la moindre altération dans leur santé. Qu'arriva-t-il? Un mois s'était à peine écoulé que cinquante singes étaient morts, les autres étaient gravement malades. Il est très digne de remarque que, malgré l'égalité et l'élévation de la température, les singes avaient succombé à la maladie qui décime toutes les armées de l'Europe, à la *phthisie pulmonaire.* Quelques ouvertures furent pratiquées à la partie supérieure et inférieure du local, et la salubrité devint complète (1).

Les travaux les plus récents et les plus compétents établissent que chaque homme, en santé, doit recevoir par heure 6 mètres cubes d'air pur à la température de 15° centigrades, et que chaque malade, dans un hôpital, doit en recevoir 20 mètres cubes. L'acide carbonique ne doit jamais dépasser la proportion de 5 millièmes pour l'homme en santé, et 2 millièmes pour l'homme malade (2). En ce qui regarde la capacité des locaux, les règlements militaires la fixent, en France,

à 20,^{m}00 cubes pour un malade fiévreux ou blessé.
à 18,^{m}00 cubes pour un malade vénérien ou galeux.
à 16,^{m}00 cubes pour l'homme en santé.

---

(1) *W. A. Guy, Unhealtheness of towns.* London, 1845. (Mémoire plein de faits d'un très-haut intérêt, sur les causes d'insalubrité dans les villes.

(2) Consultez : Peclet, *Traité de la Chaleur.* Paris, 1843. — F. Leblanc, *Annales de Chimie et de Physique*,

La distance à observer entre deux lits est fixée
à 65 centimètres, dans les hôpitaux.
à 25 centimètres, dans les casernes.

C'est peut-être ici le lieu de parler des excellents résultats obtenus dans les dernières années par l'amélioration du régime alimentaire, de l'aération des écuries et de la remonte, dans l'état sanitaire des chevaux de la cavalerie française. Depuis la révolution de juillet jusqu'au 31 décembre 1836, la mortalité générale des chevaux avait été de 197 sur 1000 par an; de 1831 à 1846, elle ne présentait plus que les chiffres suivants :

ANNÉES.	MORTS sur 1000.
1841. . . .	126
1842. . . .	108
1843. . . .	71
1844. . . .	76
1845. . . .	76
1846. . . .	68

Pour la morve en particulier, les résultats

tom. v, 1842. — Poumet, *Annales d'hygiène publique*, tom. xxxii, 1844. — Consultez aussi : Périer, de l'*Hygiène en Algérie*, tom. i. Paris, 1847. — Je ne saurais trop recommander la lecture de ce savant et remarquable travail.

ne sont pas moins considérables ; ainsi la mortalité causée par cette maladie, qui était encore en 1841 de 67 morts sur 1000, n'était plus en 1846 que de 27 sur 1000. Toutefois la remonte a dû avoir ici une part notable, si l'on en juge par la comparaison des prix d'il y a dix ans avec le prix moyen de 1846.

		Prix anciens.	Prix de 1846.
Cavalerie	de Réserve	500 fr.	835 fr.
—	de Ligne	410	713
—	Légère	360	578

CASERNEMENT.

Le casernement des troupes est une institution moderne, et qui, en France en particulier, semble ne pas remonter au-delà de Louis XIV (1). Une ordonnance du 8 décembre 1682, en vigueur encore sous Louis XVI, portait ce qui suit : « Lorsqu'une recrue de soldats n'excédera pas trente hommes, les officiers de ville seront obligés de loger les soldats en des maisons voisines les unes des autres, si mieux n'aime l'officier chargé de la conduite de ladite recrue qu'elle soit toute logée sous un seul et même couvert, dans quelque grange ou autre lieu commode. Lesdits officiers de ville fourniront

(1) Voy. *Moniteur* de l'armée du 10 septembre 1847.

aux soldats de la paille pour se coucher, et le bois nécessaire pour cuire leur étape, à peine auxdits maires, échevins, de deux cents livres d'amende. »

En 1716, le régent avait décidé la construction de casernes dans les principales villes du royaume; l'exécution de ce projet souleva de grandes difficultés, et elle fut abandonnée en 1724 par un arrêt de Louis XV. Sous ce même roi, un évêque M. de Coislin fit construire à Metz, à ses frais, la caserne qui porte encore son nom, « pour soulager les bourgeois du lo-« gement à demeure des gens de guerre, qui « n'est pas sans danger pour les mœurs. » A cette époque, trois soldats couchaient dans un même lit.

En Prusse, les anciennes casernes sont l'œuvre du Grand-Frédéric; les casernes modernes sont toutes des modèles d'ordre et de propreté. Elles sont généralement construites sur un même plan, et destinées à recevoir un ou deux bataillons d'infanterie ou un régiment de cavalerie. Le premier et le deuxième étages sont destinés aux hommes ; le troisième est occupé par les magasins ; le rez-de-chaussée offre les cuisines, les salles d'école, le réfectoire, la buanderie, etc. Le logement des officiers occupe une des ailes du bâtiment.

Les réfectoires sont tels, que deux compagnies peuvent y prendre place.

Les chambres de troupe sont parquetées et meublées des objets suivants :

1° Deux tables ;

2° Un baquet pour le lavage des hommes ;

3° Deux cruches destinées à recevoir l'eau servant de boisson ;

4° Plusieurs crachoirs ;

5° Quatre porte-manteaux avec des capotes destinées aux hommes obligés de sortir pendant la nuit ;

6° Un tabouret et un essuie-main pour chaque homme ;

7° Une armoire pour chaque homme ;

8° Pour chaque homme un lit en fer garni de deux planches, d'un matelas en paille, d'un oreiller en crin, d'un drap, enfin de deux couvertures enveloppées d'un fourreau de toile servant de deuxième drap. Les matelas sont renouvelés deux fois par an ; les draps le sont tous les mois en été, et toutes les six semaines en hiver, les essuie-mains toutes les semaines.

Les nouvelles casernes sont chauffées au moyen de calorifères placés dans les caves. La température des chambres est portée à 10° centigrades. Elles sont pourvues d'une salle d'exercice assez vaste pour recevoir un bataillon entier.

Les cours sont garnies d'arbres, et souvent converties en jardin. Les latrines sont construites d'après le système inodore en usage à Paris ; elles sont tenues avec la plus grande propreté. Chaque étage est pourvu de cabinets doublés en zinc servant d'urinoirs.

La propreté des chambres est confiée aux soldats qui les occupent ; celle des corridors, des escaliers, des latrines est à la charge d'hommes à gages. Chaque caserne possède un appareil dans lequel quatre hommes peuvent simultanément prendre une douche froide, et qui permet de baigner les hommes de quatre compagnies dans la courte période de deux heures.

VACCINATION ET REVACCINATION (1).

Le nombre des militaires vaccinés dans le cours de l'année 1845, dans toute l'étendue de la monarchie prussienne, s'est élevé à 42,671. Au point de vue des antécédents, voici quelle était la position des hommes :

---

(1) Consultez : *Klenke*, *Medizinische Militar Zeitung*. Braunschweig, 1846.

33,813 offraient des traces d'une vaccination antérieure.
6,041 offraient des traces douteuses.
2,817 n'avaient aucune trace de vaccination.

La vaccination pratiquée en 1845 a donné les résultats suivants :

Marche régulière chez	22,214	individus.
Marche irrégulière chez	8,764	—
Résultats nuls chez	11,693	—

Sur les hommes de cette dernière catégorie, une nouvelle vaccination fut exécutée ; elle le fut

Avec succès sur	3,749	individus.
Sans résultat aucun sur	9,974	—
Total. . . .	11,693	

Il suit de là que la vaccination pratiquée en 1845 a réussi chez 52 hommes sur 100 à la première opération, et chez 58 sur 100, en y comprenant la seconde tentative.

Chez les individus sur lesquels il se développa des pustules vraies et légitimes de vaccine, le nombre des pustules fut

De 1 à 5 sur	12,208	hommes.
De 6 à 10 sur	6,944	—
De 11 à 20 sur	4,917	—
De 21 à 30 sur	894	—

Parmi les militaires revaccinés avec succès

dans le courant de 1844, ou antérieurement à cette époque, on a observé en 1845 :

2 individus atteints de varicelle.
3 — — de varioloïde.

Pas un homme ne fut atteint de variole véritable (*echte Pocken*). Durant l'année entière de 1845, il s'est présenté dans toute l'armée

7 cas de varicelle.
22 — varioloïde.
1 — variole.

Sur ces 30 malades, 12 individus dont 3 atteints de varicelle, 8 atteints de varioloïde, et 1 homme atteint de variole, n'avaient point été vaccinés au moment de la manifestation de la maladie. Treize malades dont 2 de varicelle et 11 de varioloïde, avaient été vaccinés sans résultat; enfin 5 malades dont 2 de variole et 3 de varioloïde, avaient été vaccinés avec succès. On a remarqué en général que dans les places où la variole sévissait parmi la population civile, la maladie se présentait avec beaucoup moins d'intensité parmi les militaires qui d'ailleurs en étaient atteints dans une proportion de beaucoup inférieure.

III. ARMÉE ANGLAISE.

RECRUTEMENT.

Le recrutement de cette armée s'effectue dans plusieurs districts dont 5 sont en Angleterre, 2 en Ecosse et 3 en Irlande. Un officier-inspecteur, un chirurgien-major, un adjudant, un payeur, et un ou plusieurs officiers-surintendants sont attachés à chacun de ces districts.

Quand un régiment a besoin de remplir son cadre, il envoie dans une de ces circonscriptions, sous les ordres d'un sous-officier (*non commissioned officer*), les soldats recruteurs jugés nécessaires. L'engagement se fait pour la vie. Il a été question de substituer un service limité à cet engagement; mais, sur 14 officiers-généraux appelés à donner leur opinion sur cette matière, 7 se sont prononcés pour le maintien du système existant, 6 pour son abolition, et 1 est resté dans le doute. Le principal argument à l'appui de l'enrôlement à vie paraît être la grande dépense qui résulterait du renvoi des hommes en Angleterre du fond des stations militaires si éloignées de la métropole. Il est permis d'attribuer en grande partie au désespoir causé par cet engagement illimité, la fréquence de la désertion dans l'armée anglaise.

Le tableau suivant résume d'après M. Marshall le nombre des hommes examinés, admis et refusés dans un des districts de recrutement pendant une période de quatre années.

	Examinés.	Admis.	Refusés.	Proportion des h. refusés sur 1,000 h. examinés.
Villes.	8,281	5,724	2,557	31
Campagnes.	5,668	5,193	475	8,7
	13,949	10,917	3,032	21,8

Ainsi la proportion des hommes refusés est un peu plus d'un cinquième; elle se montre quatre fois plus considérable dans les villes que dans les campagnes; en France, la proportion des exemptions pour infirmités et défaut de taille est des deux cinquièmes.

On doit à M. G. Balfour le tableau suivant, dans lequel il a résumé le résultat de la mensuration de la circonférence de la poitrine de 1439 recrues examinés à Londres et appartenant, sous le rapport de la taille, à des catégories diverses. M. Marshall pense qu'il serait convenable de ne jamais admetre au service un individu dont la périmètre de la poitrine aurait moins de 30 à 31 pouces anglais, ou de 784 millimètres.

TAILLE.	RECRUES DES VILLES.				RECRUES DES CAMPAGNES.				MOYENNE.			
	Examinés.	Poitrine, circonférence.	Admis.	Poitrine, circonférence.	Examinés.	Poitrine, circonférence.	Admis.	Poitrine, circonférence.	Examinés.	Poitrine, circonférence.	Admis.	Poitrine, circonférence.
		Pouces.		Pouces.		Pouces.		Pouces.		Pouces.		Pouces.
De 5 pieds 5 pouces à 5 pieds 6 pouces.	83	32,44	53	32,54	25	32,77	20	32,66	106	32,51	73	32,57
5 — 6 — 5 — 7 —	425	32,03	279	32,19	233	32,71	197	32,80	658	32,15	476	32,44
5 — 7 — 5 — 8 —	223	32,24	127	32,53	113	33,17	93	33,13	326	32,52	220	32,79
5 — 8 — 5 — 9 —	122	32,57	79	32,81	56	33,00	47	33,18	178	32,70	126	32,93
5 — 9 — 5 — 10 —	58	32,76	53	32,59	26	33,75	23	33,57	86	33,08	56	33,00
5 — 10 — 5 — 11 —	44	32,54	27	32,94	13	33,61	8	33,81	57	32,77	35	33,14
5 — 11 — 5 — 0 —	20	32,92	10	33,00	3	33,67	2	33,00	23	33,02	12	33,33
Au-dessus.	4	32,38	1	32,00	1	33,00	1	33,00	5	32,50	2	33,50
	979	32,06	609	32,22	460	32,91	391	32,99	1439	32,47	1000	32,66

Bien que l'engagement du soldat anglais soit illimité, néanmoins la proportion des hommes âgés de plus de 40 ans est très-faible, comme le prouve le tableau suivant, basé sur une observation de sept années, de 1830 à 1837 (1).

STATIONS.	EFFECTIF.	AGÉS de plus de 40 ans.	PROPORTION sur 1000.
Cavalerie de la Maison-Royale.	8,345	570	6,8
Dragons de la Garde et Dragons.	43,163	2,920	6,7
Infanterie de la Garde.	33,410	2,035	6,0
Méditerrannée. . . .	53,196	1,639	3,0
Bermudes.	3,445	79	2,2
Jamaïque.	16,653	352	2,1
Canada.	16,561	346	2,0
Antilles et Guyane. .	30,413	609	2,0
Nouvelle-Ecosse et Nouveau-Brunswick. .	12,599	241	1,9

Voici quel était, d'après le n° de juin 1835 du journal *United Service*, l'âge de 4866 officiers de divers grades :

(1) *Marshall, on the Enlisting*, p. 227.

GRADES.	Nombre	Age moyen.
Lieutenants - colonels. . .	254	47
Majors.	260	43 1/8
Capitaines.	1,354	36
Lieutenants.	1,952	28 12/19
Cornets, Enseignes et Seconds Lieutenants.	1,046	21 3/10

Depuis quelques années le gouvernement s'occupe activement d'utiliser la partie valide des nombreux militaires qui, après avoir servi dans l'armée active ou dans la marine, ont obtenu une pension de retraite. Une enquête ayant établi que sur 70 à 80,000 pensionnaires provenant de l'armée seulement il ne se trouvait pas moins de 20,000 hommes en état de faire le service dans les places de guerre, le ministre fut chargé, par une loi, de l'organisation et de l'embrigadement de ces vétérans par circonscriptions territoriales. Des officiers placés au milieu d'eux sont maintenant chargés de les payer. Les hommes ne sont admis qu'au-dessous de 55 ans. Cette armée de réserve, qui compte aujourd'hui près de 15,000 hommes, est réunie chaque été, pendant six jours et par compagnie; chaque homme reçoit alors un supplé ment de 2 fr. 50 cent. par jour. La solde des officiers est portée à 18 et même 26 fr. par jour. Toute cette réserve est placée sous les ordres du lieutenant-colonel Tulloch. Il est question depuis quelque temps d'employer ces vétérans à former des colonies militaires dans les diverses possessions britanniques.

D'après la Revue (*the United Service Magazinê*, de juillet 1845), l'armée anglaise compte 2 régiments de gardes-du-corps, 1 régiment de gardes à cheval, 7 régiments de dragons de la garde, 16 régiments de dragons, 7 bataillons d'infanterie de la garde, 99 régiments de ligne, une brigade de tirailleurs, 3 régiments dits des Indes-Orientales, quelques autres corps coloniaux, le régiment royal d'artillerie, le corps royal des ingénieurs, et le corps royal des mines. Pour tous ces corps de troupes à l'exception des régiments coloniaux, le recrutement s'opère dans la Grande-Bretagne ; l'artillerie, la garde, les sapeurs, les mineurs et les marins ont un mode particulier de recrutement.

Le budjet pour l'année finissant au 31 mars 1847, portait l'effectif de l'armée royale à 108,608 hommes, officiers, sous-officiers et soldats, et celui de l'armée des Indes-Orientales à 30,497 hommes dont 604 officiers. La dépense de la première était évaluée à 3,776,000, celle de la seconde à 976,517 livres sterling.

RÉDUCTION DE L'EFFECTIF PAR MALADIES ET DÉCÈS.

Le tableau suivant résume, pour la période de 1819 à 1828, l'effectif de la mortalité de l'armée anglaise tant dans le Royaume-Uni qu'à l'extérieur.

Années.	Effectif dans le Royaume-Uni.	Morts.	Proportion des morts sur 1000.	Effectif hors du Royaume-Uni.	Morts.	Proportion des morts sur 1000.
1819	53,380	493	9	54,992	3,755	63
1820	54,527	740	11	50,557	2,584	51
1821	37,988	620	16	51,277	2,220	42
1822	41,530	560	13	46,709	2,692	57
1823	40,786	566	13	48,995	1,981	40
1824	42,585	651	15	49,888	2,257	45
1825	57,048	854	16	53,755	3,849	71
1826	48,826	1082	22	58,339	4,513	77
1827	47,747	824	17	58,440	3,713	63
1828	46,193	828	18	58,592	2,814	47
TOTAUX.	470,610			531,534		

Ces documents donnent pour un effectif de 1,000 hommes une mortalité annuelle moyenne de 15 décès dans le Royaume-Uni ; de 57 hors du Royaume-Uni ; enfin, de 37 pour la totalité de l'armée.

La moyenne de la mortalité de l'effectif général de l'armée française, en France et en Algérie, a été, d'après une note annexée à l'exposé des motifs (1) du ministre de la guerre, du projet de

(1) Chambre des députés, séance du 10 mars 1846.

loi relatif à l'appel de 80,000 hommes en 1846,

de 35,0 décès sur 1,000 en 1842.
32,2 — 1843.
24,6 — 1844.
23,2 — 1845.

La moyenne de ces quatre années étant de 28,7, il s'ensuit que la mortalité générale de notre armée *colonies non comprises*, est inférieure de 8 sur 1,000 à celle de l'armée anglaise.

Le tableau suivant résume pour une période de 32 ans la proportion des malades et des décès parmi les troupes anglaises servant en Irlande.

Années.	Effectif.	Nombre quotidien de malades sur 1000.	Morts.	Proportion des décès sur 1000.	Années.	Effectif.	Nombre quotidien de malades sur 1000.	Morts.	Proportion des décès sur 1000.
1797	40,907	43	674	16	1813	39,685	44	439	11
1798	53,036	48	825	15	1814	44,305	41	679	15
1799	60,871	46	1165	19	1815	35,866	46	520	14
1800	54,396	50	1121	20	1816	32,382	51	528	16
1801	62,009	60	1107	18	1817	24,255	45	302	12
1802	37,008	57	455	12	1818	21,353	51	294	13
1803	29,753	63	492	16	1819	19,110	46	201	10
1804	53,578	64	1102	20	1820	22,213	48	262	11
1805	51,198	51	678	13	1821	15,382	50	242	12
1086	46,652	52	760	16	1822	20,598	47	260	12
1807	52,890	53	813	15	1823	21,582	49	271	12
1808	53,935	73	1025	19	1824	21,257	47	299	14
1809	40,640	48	583	14	1825	22,050	51	346	15
1810	43,248	49	590	13	1826	21,379	58	431	20
1811	47,886	52	642	13	1827	20,861	60	365	17
1812	44,778	48	610	13	1828	22,426	60	371	16
Moyenne de 32 ans. . .					. . .	36,921	51	576	15,5

On voit que le nombre quotidien des malades aux hôpitaux, a été de 51 sur 1,000; il est aujourd'hui en France de 44,5 sur 1,000, mais il faut dire que dans ce chiffre ne sont pas compris les malades traités à l'infirmerie régimentaire.

RÉFORMES.

On s'est habitué, depuis quelque temps, à supputer les pertes de l'armée et la fréquence relative de certaines maladies d'après le seul chiffre de la mortalité. Il y a là une erreur grave qu'il importe de rectifier. Ainsi, on comprend que l'on aurait une idée très-fausse des ravages de la phthisie pulmonaire parmi les armées européennes, si l'on ne tenait compte que des décès causés par cette maladie, alors que, dans tout service bien administré, la grande majorité des tuberculeux est éloignée de l'armée par la réforme. Les hommes ainsi réformés vont grossir la mortalité civile, alors que la maladie a été manifestement contractée sous l'influence de la vie militaire. Quoiqu'il en soit, de 1819 à 1828, l'armée anglaise, ayant un effectif général de 1,002,144 h., a perdu, tant à l'intérieur qu'au dehors, par décès ou par réforme, 123,078 hommes, soit sur un effectif de 1,000 hommes,

37 par décès,
85 par réforme (1).

---

(1) *H. Marshall, on the Enlisting, etc. of Soldiers.*

Dans la marine anglaise, les pertes ont été de 1830 à 1836, de

13,8 décès, et de

32,9 réformes sur 1,000 hommes.

Comme dans l'armée ainsi que dans la marine anglaises, la réforme (*discharge*), comprend en même temps notre *libération*, il s'ensuit que les pertes autres que celles par désertion sont :

pour l'armée, de 123 sur 1000,

pour la marine, de 46,7 sur 1,000.

En France, les pertes autres que celles par libération étant de 65 sur 1,000, et les 935 hommes restants devant perdre un septième par libération, la perte annuelle d'un effectif doit être d'environ 65 + 133 = 198, ou en chiffre rond, de 200 sur 1,000.

De 1804 jusqu'à la fin de 1813, période de guerre, l'armée anglaise, avec un effectif annuel moyen de 173,158 hommes, a perdu annuellement (2) :

Par décès.	12,356	soit sur 1,000 hommes	71,36
— réforme.	3,618	—	20,89
— désertion.	4,579	—	26;44
	20;553		118,69

---

pag. 59.—D'après cet auteur, l'armée anglaise exige, pour l'entretien de son effectif actuel, de 10 à 12 mille hommes chaque année.

(2) *H. Marshall*, *Milit. Miscell.* p. 76.

Le tableau suivant résume, d'après l'ancienneté de service, les pertes annuelles par réforme, dans divers corps employés dans le Royaume-Uni.

ANCIENNETÉ DE service.	DRAGONS de la garde et de la ligne.	INFANTERIE de la garde.	CAVALERIE de la maison royale (HOUSEHOLD).
	NOMBRE annuel des réformés sur 1000 hommes	NOMBRE annuel des réformés sur 1000 hommes	NOMBRE annuel des réformés sur 1000 hommes
Au-dessous de 14 ans de service.	12·8	18·1	6·1
Au-dessus de 14 et au-dessous de 21 ou de 24 . .	6·6	6·4	5·5
Au-dessus de 21 ou de 24.	6·9	11·9	6·4
TOTAL.	26·3	36·4	18·

On voit qu'ici encore les pertes les plus fortes pèsent sur l'infanterie, et, comme l'infanterie de la garde se compose d'hommes choisies, il faut bien admettre que le service spécial de l'arme est la cause principale de la différence constatée dans le chiffre des parties.

COLONIES.

Le tableau suivant est destiné à mettre en lumière les oscillations du chiffre de la mortalité des troupes dans les diverses possessions britanniques.

STATIONS.	AUTORITÉS.	PÉRIODE d'OBSERVATION.	MORTALITÉ annuelle sur 1000.
Nouvelle-Galles du Sud.	M. Marshall.	»	»
Cap de Bonne-Espérance.	Documents officiels.	1818 à 1836	14,1
Nouvelle-Ecosse et Nouveau-Brunswick. . .	*id.*	1817 1836	15,5 18
Malte.	*id.*	1817 1836	18,7
Canada.	*id.*	1817 1836	20
Gibraltar.	*id.*	1818 1836	22,1
Iles Ioniennes.	*id.*	1817 1836	28,3
Maurice.	*id.*	1818 1836	30,5
Bermudes.	*id.*	1817 1836	32,3
Sainte-Hélène, 1816 à 1822, et de . . .	*id.*	1836 1837	35
Provinces de Tenasserim.	*id.*	1827 1836	50
Présidence de Madras.	M. Quetelet.	1826 1830	52
Bombay.	*id.*	1826 1830	55
Ceylan.	Documents officiels.	1821 1836	57,2
Bengale.	M. Quetelet.	1826 1830	63
Antilles et Guiane. . .	Documents officiels.	1817 1836	85
Jamaïque.	*id.*	1817 1836	143
Bahama.	*id*	1817 1836	200
Sierra-Leone.	*id.*	1819 1836	483

On voit que si dans certaines colonies la mortalité du soldat s'abaisse au-dessous du chiffre normal du Royaume-Uni, elle s'élève, dans d'autres, à la proprotion effrayante de près de 500 sur 1000 hommes dans l'année. Quand les troupes font la guerre, la mortalité, même par maladie, acquiert souvent des proportions presque fabuleuses. M. le colonel Tulloch m'apprend que récemment, dans le Scinde, le 78e régiment a perdu *en six mois et seulement par maladies* 680 hommes sur 960, et qu'en Chine les 26e et 98e d'infanterie ont perdu dans la même proportion.

On estime que la mortalité de l'armée anglaise servant dans le Royaume-Uni étant évaluée à 1, elle est de 1,3 dans les possessions britanniques hors des tropiques, et de 4 dans les possessions situées entre les tropiques.

TROUPES BRITANNIQUES AUXILIAIRES.

Le tableau suivant résume la mortalité des troupes auxiliaires britanniques.

	DÉSIGNATION DES CORPS.	Mortalité annuelle sur 1000 h.
Hommes servant dans leur pays.	Corps des *Fencibles* (Maltais servant à Malte). . .	9
	Hottentots servant au cap de Bonne-Espérance. . .	12,5
	Armée du Bengale (indigènes venant spécialement des provinces du Nord.	13
	Armée de Madras (natifs de la péninsule de l'Inde).	15
	Lascoreyns armés (natifs de Ceylan et servant dans cette île).	25,8
Hommes servant hors de leur pays.	Natifs de Madras (*Gun lascars* et pionniers) servant dans les provinces Tenasserim.	12
	Natifs de Madras et du Bengale (*Gun lascars* de Ceylan) servant à Colombo (Ceylan).	13
	Malais de Java, Penang, Malacca et et Singapore, composant le 1er régiment de Ceylan et habitant l'île.	25
	Troupes nègres, colons militaires à la Jamaïque, de 1817 à 1836.	30
	Troupes nègres, province de Honduras.	30
	Nègres pionniers noirs, nés les uns à Maurice, les autres venant de Madagascar et de la côte de Mozambique, de 1821 à 1836.	27,2
	Nègres venant d'Afrique et servant aux Antilles et à la Guiane, de 1817 à 1836.	40
	Nègres servant à Bahama, de 1817 à 1836.	41
	Natifs de Madras et du Bengale, servant comme corps de pionniers à Ceylan, de 1821 à 1823. . .	43
	Nègres venant de Goa et de la côte de Mozambique, servant à Ceylan.	61
	Nègres servant à Gibraltar, de 1816 à 1820. . . .	62

Ici comme pour les troupes anglaises proprement dites, on voit que tout égal d'ailleurs, la mortalité la plus faible correspond au séjour des hommes dans leur pays natal.

Le tableau suivant résume les causes d'admission aux hôpitaux et de mortalité parmi les Dragons de la garde et les Dragons, corps exclusivement employés dans le Royaume-Uni.

Effectif 44,611 *hommes.*

	ADMISSIONS		MORTS.	
	Nombre en 7 1/4 ans	Proportion annuelle sur 1000 h.	Nombre en 7 1/4 ans	Proportion annuelle sur 1000 h.
Fièvres.	3,327	75	60	1·4
Fièvres éruptives.	117	3	6	·1
Maladies du poumon. . .	6,627	148	345	7·7
— du foie.	337	8	19	·4
— gastro intestin.	4,193	94	32	·8
Choléra épidémique. . .	171	4	51	1·2
Maladies cérébrales. . . .	293	6	32	·7
Hydropisie.	55	1	14	·3
Affections rhumatismales.	2,244	50	6	
— vénériennes. .	8,072	181	2	
Abcès et ulcères.	5,950	133	7	
Blessures.	5,619	126	12	
Punition corporelle. . . .	339	8	..	1·4
Maladies des yeux. . . .	867	19	..	
— de la peau.. . .	1,311	29	..	
Autres maladies.	1,942	44	38	
Totaux.	41,464	929	627	14·
Suicides et accidents. . .	. . . . .	. . . .	59	1·3
Totaux généraux. . .	41,464	929	686	15·3

On voit que les maladies pulmonaires figurent pour plus de moitié dans le chiffre de la mortalité générale. En ce qui concerne le chiffre total des admissions aux hôpitaux, il est de 929 sur 1000; on verra par le tableau suivant que la proportion des maladies en Angleterre est beaucoup moins considérable parmi les ouvriers civils. Il est vrai que beaucoup d'indispositions qui donnent lieu à l'envoi d'un militaire à l'hôpital n'impliquent aucune suspension de travail dans la vie civile.

LIEU D'OBSERVATION.	PÉRIODE D'OBSERVATION.	Moyenne du nombre d'ouvriers employés annuellement.	Moyenne du nombre annuel d'ouvriers malades.	Proportion annuelle des malades sur 1000 ouvriers
Portsmouth.	1830 à 1832	1,980	758	378·
Plymouth. .	1829 » 1831	2,062	715	317·
Sheerness .	1838 » 1832	474	207	437·
Chatam. . .	1830 » 1832	1,314	646	492·
Pembroke. .	1830 » 1839	446	234	524·
TOTAUX. .		6,276	2,552	407

J'ai résumé dans le tableau suivant, pour divers corps d'élite employés en Angleterre, les pertes par décès et réforme, ainsi que la mortalité par maladies de poitrine, du 1er janvier 1830 au 1er avril 1837.

	Effectif.	Décès annuels sur 1000.	Réformes annuelles sur 1000.	Pertes annuelles sur 1000.	Décès par maladies pulmonaires sur 1000.	Décès par phthisie et hémoptysie.	Décès par phthisie et hémoptysie sur 1000.
Dragons de la garde et de la ligne.	44,611	15,3	26,3	41,6	7,7	249	5,5
Cavalerie. Maison royale.	8,649	14,5	18,0	32,5	8,1	64	7,4
Infanterie de la garde. . .	34,558	21,6	36,4	58,0	14,1	397	11,5

Il est très-regrettable que les rapports officiels sur l'état sanitaire de l'armée anglaise dans le Royaume-Uni, n'aient pu indiquer les maladies qui ont été cause de réforme. Il n'en est pas moins évident, d'après les faits compris dans le résumé qui précède, que les pertes de l'armée anglaise par phthisie pulmonaire doivent être énormes dans l'infanterie surtout, bien que la garde se compose d'hommes choisis. Il est digne de remarque que la mortalité par maladies pulmonaires (*diseases of the lungs*), qui est de 14,1 pour les hommes choisis de l'infanterie de la garde, n'a été pendant la même période que de 9,6 décès parmi les hommes, à santé détériorée, des dépôts des corps des Indes-Occidentales.

Le tableau suivant résume par groupes de maladies la mortalité annuelle moyenne sur 1000 hommes, de 1817 à 1836, dans les diverses stations militaires de la Méditerranée.

	Mortalité annuelle sur 1000.								
	Corfou.	Sainte-Maure.	Céphalonie.	Ithaque.	Zante.	Cérigo.	Moyenne pour toutes les îles Ioniennes.	Malte.	Gibraltar.
Fièvres (non-spécifiées).	9·	37·6	15·6	10·8	17·6	8·7	13·	10·	9 3
Maladies du poumon. .	4·8	2·5	6·	6 9	4·	4·	4·8	6·0	5·3
— du foie. . . .	·6	·6	·9	»	2·	·7	·8	1·1	4·
— gastro-intestinales. . . .	3·	2·	3·6	2·3	5·5	2·	3·5	3·6	4·5
— du cerveau. .	·9	·6	1·6	2·3	1·3	4·	1·	·8	.5
Hydropisie	·5	·7	·9	1·6	5·	.7	·6	·4	·3
Autres maladies.	1·3	2·	1 9	2·3	1·1	»	1·5	1·4	1·3
Totaux.	20·1	46·	30·5	26·1	52·	20.1	25·2	16.3	21·4

On comprend tout l'intérêt que peuvent acquérir les faits résumés dans ce tableau, si plus tard nous pouvons les comparer avec les causes de la mortalité du soldat français en Algérie.

IV. MARINE ANGLAISE.

Je donne, dans le tableau suivant, un résumé numérique, par commandements maritimes, de l'effectif ainsi que des hommes malades et déclarés *invalides* (1) ou décédés pendant la période de 1830 à 1836 inclusivement.

(1) La position de l'invalide, *invaliding*, est celle du soldat ou marin présumé hors d'état de continuer un service actif, et éloigné comme tel des rangs de l'armée ou de la marine, pour être jugé par une commission spéciale qui seule prononce, s'il y a lieu, la réforme définitive, *discharge*.

TABLEAU NUMÉRIQUE

De l'effectif, et des marins malades, réformés et décédés, pendant la période de 1830 à 1836 inclusivement.

	EFFECTIF MOYEN.	Malades.	Proportion sur 1000.	Admissions aux hôpitaux.	Proportion sur 1000.	Déclarés invalides à bord.	Déclarés invalides aux hôpitaux.	Total des invalides.	Proportion sur 1000	Décès à bord.	Décès aux hôpitaux.	Total des décès.	Proportion sur 1000.
Amérique du sud.	17,254	22,615	» »	188	» »	466	19	485	» »	136	19	155	» »
Indes occident. et Amérique du nord.	25,351	34,982	» »	2,441	» »	770	156	926	» »	181	281	462	» »
Méditerranée	33,709	72,671	» »	2,656	» »	854	579	1,423	» »	362	255	617	» »
Indes orientales.	12,942	18,571	» »	340	» »	450	5	455	» »	182	42	224	» »
Cap, et côte occidentale d'Afrique	10,591	14,858	» »	595	» »	382	104	486	» »	151	112	263	» »
Royaume-Uni.	21,495	25,586	» »	2,850	» »	318	504	822	» »	65	164	229	» »
Missions.	16,250	4,189	» »	2,569	» »	182	421	605	» »	66	159	225	» »
Totaux pour sept années.	157 770	210,272	» »	11,619	» »	3,402	1,788	5,190	» »	1,145	1,032	2,175	» »
Moyenne.	22,539	30,039	1332·8	1,660	73·7	486	255	741	32·9	165	147	54	15·8
Total.	157,770	210,272	» »	11,619	» »	3,402	1,788	5,190	» »	1,1 5	1,032	2,175	» »
En déduisant pour blessures et accidents		34,309	» »	1,048	» »	» »	» »	577	» »	» »	» »	307	» »
Il reste pour maladies internes.		175,963	» »	10,571	» »	» »	» »	4,815	» »	» »	» »	1,868	» »
Moyenne des malades envoyés aux hôpitaux.		25,138	1115·3	1,510	67	» »	» »	688	30·5	» »	» »	267	11·8

Il résulte du tableau qui précède que la mortalité dans chacun des commandements maritimes a offert les proportions suivantes de décès :

	Mortalité sur 1000.	
	Par toutes les causes réunies.	Par maladies internes.
Amérique du Sud.	8,9	7,7
Indes-Occidentales et Amérique du Nord.	19,6	18,1
Méditerranée.	11,1	9,3
Indes-Orientales.	17,3	15,1
Cap de Bonne-Espérance et côte d'Afrique.	25,2	22,5
Royaume-Uni.	10,7	8,8
Missions et correspondance (Varions force).	13,8	10,3

Pour tous les commandements réunis on a compté sur 1000 hommes.

	En tout.	Maladies internes.
Malades.	1332,8	1115,3
Réformés.	32,9	30,5
Morts.	13,8	11,8

J'ai indiqué ailleurs (1) les causes probables de la différence des pertes qui frappent la marine anglaise, comparée à l'armée de terre. Je vais donner maintenant une idée sommaire de la solde et de l'alimentation dans l'armée et dans la marine.

(1) Voy. *Statistique de l'état sanitaire des armées de terre et de mer*. Paris, 1846, p. 39.

La ration du marin se compose ainsi qu'il suit :

Bœuf salé ou porc salé, 340 grammes.
Farine, 340 grammes, ou légumes secs, 3 décilitres.
Biscuit, 450 grammes.
Eau-de-vie, un décilitre et demi, ou vin, un demi litre.
Cacao, 30 grammes.
Thé, 6 grammes.
Sucre, 42 grammes.

La farine peut, à la volonté de chaque homme, être remplacée par 450 grammes de raisin, ou 225 grammes de raisin de Corinthe, ou 225 gr. de graisse, le tout destiné à la préparation du pudding. Le marin reçoit en outre chaque semaine

Vinaigre, 3 décilitres.
Gruau, 3 décilitres.

La solde du marin ne subit aucune retenue pour ces diverses allocations.

Dans les climats tempérés, la ration du soldat se compose ainsi qu'il suit :

Pain 450 grammes, ou biscuit 340 grammes.
Viande fraîche, ou bœuf ou porc salé, 450 grammes.

Le soldat français, dans l'intérieur, reçoit par jour 750 grammes de pain de munition ; il achète 250 grammes de viande et 250 grammes de pain de soupe.

Dans les climats tropicaux, le régime du soldat anglais est le même que dans les climats tempérés;

mais deux fois par semaine la ration de viande est réduite à 340 grammes, et, en compensation, le soldat reçoit chaque jour :

Cacao, 20 grammes ;
Sucre, 36 grammes ;
Riz, 110 grammes ;
Légumes secs, un quart de litre.

L'état exerce pour la ration alimentaire une retenue de 6 deniers par jour sur la solde de chaque homme. La solde du marin est fixée, pour chaque mois de 28 jours (*sic*), aux chiffres suivants :

	Liv.	Shil.	Den.
Pour un matelot fait (*able seaman*).	1	14	0
Pour un matelot ordinaire (*ordinary seaman*).	1	6	0
Pour un *landsman*.	1	3	0

La solde journalière du soldat est :

	Shil.	Den.
Au-dessous de 7 ans de service, de	1	1
De 7 à 14 ans de service, de	1	2
Au-dessus de 14 ans de service, de	1	3

Il résulte de là que la solde du soldat, après retenue faite pour sa ration journalière, est encore de 16 shil. 4 deniers à 21 shil. pour chaque mois de 28 jours. On voit aussi que la solde du matelot fait, est de plus du double de celle du soldat.

TABLEAU RÉCAPITULATIF

Des principaux groupes de maladies qui, de 1830 à 1836 inclusivement, ont été, dans tous les commandements réunis, cause d'admission aux hôpitaux, de réforme et de décès.

DÉSIGNATION DES MALADIES.	MALADES. Effectif : 157,770 hom.	Proportion sur 1000.	Admissions aux hôpitaux.	Proportion sur 1000.	Déclarés invalides.	Proportion sur 1000.	DÉCÉDÉS.	Proportion sur 1000.
Fièvres (*Fevers*)	17,563	111·3	1,887	12·	226	1·4	593	3·7
Maladies du cerveau	315	2·	76	·5	36	·2	102	·6
Inflammation des poumons (*sic*)	4,415	28·	709	4·5	99	·6	149	1·
Catarrhe	29,285	185·6	578	3·7	102	·6	34	·2
Inflammation du foie (*sic*)	1,899	12·	287	1·8	244	1·5	60	·4
Inflammation des organes digestifs (*sic*)	496	3·1	93	·6	12	»	50	·3
Consomption	683	4·3	329	2·1	186	1·2	266	1·6
Hémoptysie	443	2·9	110	·6	52	·3	20	·1
Dysenterie	3,009	19·7	254	1·6	113	·6	144	·9
Diarrhée	12,494	79·2	145	·9	30	·2	19	·1
Choléra	477	3·	42	·3	1	»	84	·6
Rhumatisme	11,042	70·	1,056	6·7	427	3·	32	·2
Delirium tremens	148	·9	34	·2	2	»	18	·1
Syphilis	7,853	49·8	1,212	7·7	61	·4	4	»
Gonorrhée	4,334	27·5	244	1·6	»	»	»	»
Ulcères	11,364	72·2	552	3·5	188	1·1	14	»
Blessures, accidents, etc.	34,309	217·5	1,048	6·6	317	2·4	307	1·9
Inflammation superficielle des extrémités (*sic*)	27,142	171·9	288	1·8	17	»	2	»

Ainsi, la mortalité annuelle moyenne de la marine anglaise, dont les hommes ont en général de 20 à 40 ans d'âge, est de 13,8 décès sur 1000, et seulement de 11,8 sur 1000, si l'on ne tient compte que des décès causés par maladies internes; elle était, il y a 70 ans, de 125 sur 1000; elle était encore de 30 sur 1000 il y a moins de 40 ans! Rien assurément ne prouve mieux l'irrésistible puissance de l'hygiène. Les documents officiels n'hésitent point à attribuer l'abaissement si notable du chiffre de la mortalité à l'amélioration du régime alimentaire, à l'aération des navires, à la diminution des distributions d'eau-de-vie, à l'adoption d'un système de punitions moins sévères, enfin à l'habitude de ne mettre jamais qu'une faible somme d'argent à la disposition des hommes.

Parmi les maladies qui ont été cause de mortalité, nous voyons la fièvre figurer pour un chiffre de 3,7 décès sur 1000 hommes; il est à regretter que le genre de fièvre ne soit pas mieux précisé. Les décès par phthisie sont de 1,6 sur 1000 h.; mais le docteur Wilson pense, et il le déclare à plusieurs reprises, qu'il y a eu erreur dans l'emploi du mot *phthisie*. Les affections catarrhales ont atteint 185, les maladies du foie seulement 12 hommes sur 1000. Ce dernier résultat est très-remarquable, si l'on considère qu'une grande partie de la marine anglaise est employée entre les tropiques, en même temps qu'il dépose contre l'hypothèse qui attribue les maladies du foie à l'élévation de la température. Pour mon compte, je suis porté à croire que la cause des maladies *endémiques* du foie offre une grande analogie avec celle qui produit les maladies endémiques de la rate, ainsi que tout le groupe des maladies paludéennes. Les mêmes réflexions pourraient s'appliquer à la dysenterie en tant que maladie endémique.

Dans la période de sept années, on a compté 11,042 cas de rhumatisme ; la fréquence de cette affection semble se rattacher à la vie ainsi qu'au service particulier du marin. Le delirium tremens a donné lieu à 18 décès et à 2 réformes ; c'est un chiffre peu élevé pour des hommes d'origine britannique, et séjournant en grande partie dans des régions où les boissons spiritueuses sont à vil prix. Le suicide s'est montré incomparablement plus rare dans la marine que dans l'armée ; en effet, la marine n'a compté que 4 suicides dans une période de sept années sur un effectif de 157,770 hommes, alors que les seuls dragons de la Garde et Dragons ont compté pendant la même période 59 suicides sur 44,611 hommes. Ces derniers ont présenté d'autre part une proportion annuelle de 181 cas de syphilis sur

1000 hommes; la proportion, dans la marine, n'a été que de 77,3 sur le même nombre. Le tableau suivant résume, par groupes de maladies, pour une période de sept années, de 1830 à 1836, la proportion des admissions aux hôpitaux et des décès, dans la marine et dans l'armée servant dans la Méditerranée.

MALADIES.	PROPORTION SUR 1000 HOMMES.			
	ADMISSIONS.		DÉCÈS.	
	Marine 55,709 h.	Armée 62,300 h.	Marine.	Armée.
Fièvres (non spécifiées). . .	84	221	1·5	3·7
— éruptives.	7	1	·14	·05
Maladies du poumon. . . .	243	144	3·2	6·5
— du foie.	10	16	·3	·6
— gastro-intestinales.	158	188	·9	2·5
Choléra.	2	7	·4	2·1
Maladies du cerveau. . . .	17	11	·9	1·1
Hydropisie.	1	2	·2	·4
Rhumatisme.	64	44	·14	·07
Syphilis.	50	24	..	·07
Gonorrhée.	26	36	..	..
Ulcères.	71	57	·1	..
Erysipèle.	10	2	·3	·07
Autres maladies.	352	238	1·2	·9
Totaux.	1,082	981	9·3	18·06

On voit non-seulement que la mortalité de la marine présente un chiffre de moitié inférieur à celui de l'armée de terre, mais encore que les diverses catégories de maladies sévissent d'une manière très-inégale, sous le double rapport du nombre et de la gravité, parmi les hommes des deux armes. Je m'abstiendrai de revenir ici sur les causes probables de ces différences, sur lesquelles j'ai insisté dans un autre travail.

V. ARMÉE AMÉRICAINE.

Le tableau suivant résume l'effectif et la mortalité de l'armée américaine de 1829 a 1838.

ANNÉES.	EFFECTIF.	DÉCÈS	PROPORTION SUR 1000.
1829	5,183	184	36
1830	5,324	173	32
1831	5,273	153	29
1832	5,183	354	68
1833	5,224	159	30
1834	5,644	320	57
1835	5,900	289	49
1836	5,292	256	48
1837	5,484	289	53
1838	6,642	278	42
Totaux. . .	55,149	2,455	. . . . . .
Moyennes. .	5,515	245	44

On voit que la mortalité, pendant cette période de dix années oscille entre un minimum de

29 et un maximum de 68 décès sur 1000 hommes. La moyenne annuelle a été de 44 décès sur 1000. Je n'ai pu me procurer aucun document sur le recrutement de cette armée dont l'organisation doit ressembler beaucoup à celle de l'armée anglaise. D'après les rapports des officiers de santé, les deux grandes divisions du nord et du sud ont fourni :

Le nord,	32,154	admissions aux hôpitaux sur	32,242 hom.
Le sud,	54,411	—	24,978 —

En d'autres termes, il y a eu dans le Nord environ 1000 admissions; dans le Sud, environ 2250 sur un effectif de 1000 hommes.

D'après les rapports de l'autorité militaire, la mortalité a été répartie de la manière suivante :

Nord	18	décès sur 1,000 hommes.
Sud.	49	—

Pour les deux divisions réunies, la mortalité générale a été de 35 sur 1000.

On verra par le tableau suivant, quelle a été la proportion des décès dans les diverses armes. Je n'ai pas besoin de faire observer qu'il n'y a pas lieu de chercher à déduire ici des conséquences relativement à l'influence du service spécial de chaque arme sur la mortalité. On comprendra facilement que, dans un pays aussi étendu que les Etats-Unis d'Amérique sous le rapport de la latitude géographique, le rôle principal dans la production des modifications de la mortalité doit être dévolu au climat.

CORPS.	EFFECTIF.	DÉCÈS.	PROPORTION SUR 1000.
1er d'artillerie.	4,892	231	47
2e d'artillerie.	4,538	272	60
3e d'artillerie.	4,759	218	46
4e d'artillerie.	4,917	167	34
1er d'infanterie. . . .	4,449	126	29
2e d'infanterie.. . . .	4,953	115	23
3e d'infanterie.. . . .	4,465	161	36
4e d'infanterie.	4,521	344	76
5e d'infanterie.. . . .	4,451	59	13
6e d'infanterie.. . . .	4,465	255	57
7e d'infanterie.. . . .	4,610	264	57
1er de dragons.. . . .	2,804	176	63
2e de dragons.	1,325	67	51
Totaux.	55,149	2,455	. . . . . .
Moyenne.	. . . . . .	. . . . . .	44

Le tableau suivant résume les maladies qui dans les deux grandes divisions, Nord et Sud, ont donné lieu à l'admission aux hôpitaux et ont été cause de décès. Les documents officiels signalent le mot *typhus* comme ayant été appliqué improprement à certaines formes de maladies paludéennes.

DÉSIGNATION DES MALADIES.	NORD.			SUD.		
	Admission.	Décès.	Rapport.	Admission.	Décès.	Rapport.
Fièvres intermittentes.	3,187	1	1 sur 3187	14,094	13	1 sur 1084
— rémittentes.. .	587	12	1 — 49	4,196	145	1 — 29
Synoque.	825	2	1 — 412	718	11	1 — 65
Typhus..	54	8	1 — 7	110	24	1 — 5
Catarrhe et grippe. . .	9,538	1	1 — 9538	7,471	4	1 — 1868
Pneumonie.	610	8	1 — 76	900	42	1 — 21
Pleurésie.	652	1	1 — 652	1,060	6	1 — 177
Phthisie..	152	46	1 — 33	257	116	1 — 2
Hémoptysie.	83	1	1 — 83	84	2	1 — 42
Dysenterie. . . . . . . Diarrhée.	5,981	4 5	1 — 665	13,135	38 55	1 — 141
Gastro-entérite.. . . .	289	1	1 — 289	633	26	1 — 24
Colique et choléra. . .	3,221	2	1 — 1610	3,282	7	1 — 469
Choléra épidémique. .	302	103	1 — 3	384	88	1 — 4.3
Hépatite.	98	3	1 — 33	166	4	1 — 41
Menyngite.	18	3	1 — 6	51	5	1 — 6
Apoplexie.	6	4	1 — 15	25	10	1 — 2.55
Epilepsie.	166	5	1 — 33	188	9	1 — 21
Delirium tremens. . .	102	3	1 — 34	306	39	1 — 8
Ivresse.	1,370	5	1 — 274	2,616	58	1 — 45
Nyctalopie.	18	»	0 — 18	791	»	0 — 191
Rhumatisme.	5,412	»	0 — 5412	2,845	1	1 — 2845
Gonorrhée.	971	»	0 — 971	929	»	0 — 929
Syphilis..	462	1	1 — 462	584	»	0 — 584
Hydropisie.	50	4	1 — 12	206	19	1 — 11
Atrophie, lésions viscérales chroniques..	»	9		»	16	»
Accidents..	»	35		»	50	»
Morts subites..	»	3		»	7	»
Autres maladies. . . .	»	11		»	28	»
Totaux.	32,154	281	1 sur 144	54,411	823	1 sur 75

On voit que la mortalité par phthisie est ici de 3,4 décès sur 1000 hommes; mais, ainsi que je l'ai fait observer à l'occasion de l'armée prussienne, il faudrait connaître la proportion des phthisiques réformés, pour pouvoir évaluer d'une manière exacte la fréquence et la gravité relatives de la tuberculisation pulmonaire dans cette armée.

VI. ARMÉE RUSSE.

Le docteur Arendt, médecin de l'empereur de Russie, a mis sous les yeux de M. Horace Vernet un travail manuscrit de statistique médicale, dont il résulte qu'il resterait dans l'armée russe, après une période de 20 années, qui est celle de la durée légale du service,

Dans l'infanterie 1 homme sur 1000 ;

Dans l'artillerie 3 hommes sur 1000.

Ces données répondraient à une perte annuelle de 50 hommes sur 1000. Il résulte d'autre part d'un travail publié par M. Denis, ex-député du Var, dans la *Revue d'Orient* année 1843, que l'armée russe dans le Caucase, d'une force moyenne de 110,000 hommes, perdrait annuellement de 15 à 20,000 hommes, soit une proportion de 160 à 180 sur 1000.

En ce qui regarde la marine, M. Arendt assure avoir constaté que les Juifs, qui servent en grand nombre dans cette arme, y subissent une mortalité de beaucoup inférieure à celle qui pèse sur les marins russes proprement dits.

A ce sujet je rappellerai que dans les trois arrondissements de Thorn, Kowalewo et Podgorz, de la province de Posen où la plique est endémique, l'enquête du gouvernement prussien, en 1843, a constaté que cette maladie atteint 29 sur 1000 individus de race slave; 18 sur 1000 individus de race germanique; et seulement 11 sur 1000 individus de race juive (1).

VII. ARMÉE SAXONNE.

Le tableau suivant résume, pour la période de 1832 à 1838, le nombre des hommes admis aux hôpitaux, envoyés en congé, réformés et morts, sur un effectif annuel moyen de 12,533 hommes (2).

Années.	Malades.	Envoyés en congé.	Réformés.	Morts.
1832. . .	5,188	5,111	120	45
1833. . .	5,861	5,724	87	76
1834. . .	5,172	5,035	94	68
1835. . .	4,390	4,287	77	47
1836. . .	4,552	4,431	53	53
1837. . .	4,914	4,796	81	60
1838. . .	4,344	4,199	63	49
Moyenne.	4,917	4,798	82	57

Il résulte de ce document que l'armée saxonne, sur laquelle nous regrettons de ne pas

(1) Consultez. *K. Weese, der Weichselzopf. Berlin*, 1845. p. 9. — J'ai eu moi-même occasion, dans plusieurs mémoires publiés dans les *Annales d'Hygiène Publique*, d'insister sur le phénomène remarquable des immunités et des aptitudes pathologiques de la race juive.

(2) Voy. *Mittheilungen des stat. Vereins*. 13 *Lief.*

avoir de renseignements au double point de vue du recrutement et de l'hygiène militaire, ne perdrait annuellement par décès que 4,5 sur un effectif de 1000 hommes. On comprend qu'il n'y a pas de comparaison à établir entre l'armée de la Saxe et les armées des grands états de l'Europe.

VIII. ARMÉE FRANÇAISE.

L'armée française se recrute par des appels, des engagements volontaires et des rengagements. Le contingent annuel est fourni par un tirage au sort entre tous les jeunes Français qui ont atteint l'âge de 20 ans dans le courant de l'année qui précède. Le tirage a lieu par canton; le contingent est réparti par département, et proportionnellement au nombre des jeunes gens inscrits sur la liste de tirage de l'année; il était de 40,000 hommes de 1816 à 1825, de 60,000 hommes jusqu'en 1830; il est de 80,000 h. aujourd'hui. Le nombre des jeunes gens inscrits sur les listes de tirage, de 1825 à 1834 a été en moyenne de 292,075 hommes, il s'est élevé à 303,448 de 1835 à 1842 inclusivement. De 1831 à 1842, le nombre des exemptions a été de 94,860 par année, d'où il résulte que, pour avoir un contingent de 80,000 hommes, il a fallu en visiter, année moyenne, au moins 174,860. Le rapport du nombre des jeunes gens examinés au nombre des admis, désigné par M. de Bondy sous le nom de *coëfficient d'aptitude militaire,* est de 0,458 pour la France entière, d'où il résulte qu'une liste annuelle de 300,000 jeunes gens inscrits pourrait donner un contingent moyen de 137,000 hommes propres au service, et déduction faite de toutes les exemptions légales. De 1831 à 1842 inclusivement, les causes d'exemption ont été réparties, année moyenne, ainsi qu'il suit :

MOTIFS D'EXEMPTION.	Nombre moyen annuel.	Proportion sur 10,000	
		exemptés.	examinés.
Défaut de taille.	14,167	1,495	810
Infirmités.	51,827	5,465	2,960
Aînés d'orphelins.	2,357	250	135
Fils ou petits-fils de veuves.	12,525	1,322	746
Fils ou petits-fils de septuagénaires ou d'aveugles.	1,036	110	60
Puinés de frères aveugles ou impotents.	92	10	6
Aîné d'un frère appelé à faire partie du même tirage, lorsque tous deux sont désignés par le sort.	3	8	4
Frères de militaires sous les drapeaux, à tout autre titre que pour remplacement	10,879	1,138	616
Frères de militaires morts en activité de service, ou réformés, ou admis à la retraite pour blessures reçues dans un service commandé, ou pour infirmités contractées dans les armées de terre ou de mer.	1,912	202	110
Totaux.	94,860	10,000	5,417

Le tableau suivant donné de plus amples détails sur les motifs médicaux qui ont été cause d'exemption, d'abord de 1831 à 1835, puis de 1836 à 1840. (Voy. *Patria. Paris,* 1846, *art. Géographie médicale*).

	Moyenne des classes.	
	1831-35.	1836-40.
Hommes examinés, moyenne de 4 années (1837-40).	»	142,033
Déclarés propres au service.	80,000	80,000
Taille moyenne des hommes déclarés propres au service.	m. 1,655	m. 1,655
Défaut de taille, moyenne de 5 ans (1836-40).	14,976	13,804
Perte de doigts.	716	820
Perte de dents.	1,359	1,430
Surdité et mutisme.	676	549
Perte de membres ou organes autres que les précédents.	1,376	1,654
Goître.	1,317	1,364
Claudication.	972	851
Difformités autres.	8.446	9,509
Maladies des os.	674	716
Myopie.	886	687
Maladies des yeux autres que la myopie.	1,780	1,745
Gale.	9	11
Maladies de la peau autres que la gale.	1,791	2,080
Scrofules.	1,493	1,750
Maladies de poitrine.	451	631
Hernies.	3,952	4,017
Epilepsie.	351	286
Maladies autres que celles portées aux colonnes précédentes.	9,694	9,801
Faiblesse de constitution.	11,269	16,385
Exemptés pour les causes précitées, moyenne de 5 ans.	62,364	68,172
Exemptés pour les causes précitées. (Sur 1000 examinés.)	»	479
Exemptés pour défaut de taille. (Sur 1000 examinés.)	»	97
Maladies de poitrine, sur 1000 exemptions.	»	10

Les divers départements de la France prennent une part très-inégale aux causes d'exemption. Ainsi, le goitre ne se rencontre presque pas parmi les populations du littoral, depuis l'embouchure de la Seine jusqu'à celle de la Charente; la plus faible proportions d'exemptions pour pertes de dents correspond aux départements de la Bretagne, la plus forte à ceux de la Normandie.

De 1824 à 1829, on a compté sur 100 hommes du contingent

50	hommes ayant de	1 m. 570 à 1 m. 651
16 à 17	—	1 m. 652 à 1 m. 678
15 à 16	—	1 m. 679 à 1 m. 705
9	—	1 m. 706 à 1 m. 732
7	—	1 m. 733 à 1 m. 787
1	—	1 m. 788 et au-delà.
100		

On estime assez généralement que la taille moyenne de l'homme est de 1 m. 651 mil., (5 pieds 1 pouce). La taille moyenne de l'armée était

En 1844, de 1 m. 660 1/2
En 1845, de 1 m. 660 1/5

Il suit de là que la taille moyenne de l'armée dépasse de 9 millimètres la taille moyenne de l'homme en France. Au 1er janvier 1846, l'effectif de l'armée, fort de 336,680 hommes, sous-officiers, caporaux, brigadiers et soldats, se décomposait ainsi qu'il suit, sous le rapport de la taille :

	Nombre d'hommes.	Proportion sur 100.	Taille des volontaires en 1845. Proportion sur 100.
De 1m 560 à 678. .	210,114	63	50,55
— 679 à 705. .	55,141	16	29,94
— 706 à 732. .	38,318	11	14,99
— 733 à 760. .	19,957	6	13,52
— 761 et au delà.	13,150	4	
	336,680	100	100,00

On voit que plus des 3/5 de l'effectif ont moins de 1 m. 679, et que parmi les engagés volontaires, la moitié seulement des hommes se trouve au-dessous de cette taille.

En ce qui regarde l'âge, il y avait sur 100 engagés volontaires, de 18 à 20 ans, 52,58 hommes.

20 à 25 —	41,62 —
25 à 30 —	3,92 —
30 à 35 —	1,30 —
35 à 45 —	0,58 —

Sous le rapport des professions, voici qu'elle a été pendant la période de 1834 à 1842, la composition moyenne de l'armée :

	Nombre de jeunes soldats dans chaque profession.	Proportion sur 100	
		de toutes les professions.	des professions classées.
Population agricole.			69,7
Employés aux travaux de la campagne. .	362,720	50,4	
Population industrielle.			9,9
Ouvriers en bois.	51,178	7,1	6,3
Ouvriers en pierre et mineurs.	32,297	4,6	5,6
Ouvriers en fer et autres métaux. . . .	29,148	4,0	4,1
Ouvriers en cuir.	21,674	3,0	1,9
Tailleurs d'habits.	9,790	1,4	2,5
Bateliers, mariniers	31,110	1,8	
Population non classée..			»
Ecrivains ou commis de bureaux. . . .	15,809	2,2	
Professions autres que celles spécifiées ci-dessus.	152,050	21,2	»
Sans profession et vivant de leur revenu.	31,104	4,3	»
Totaux.	718,850	100	100

De 1834 à 1843 inclusivement, l'effectif moyen de l'armée, de 303,698 hommes, a compté sur 100 militaires :

Engagés volontaires.	12
Rengagés.	4
Appelés.	59
Remplaçants	25
Total	100

Au 1er janvier 1846, l'effectif présentait les éléments suivants :

	Proportion sur 100.	Nombre.
Engagés volontaires	12	40,000
Rengagés	4	12,500
Appelés.	58	194,595
Substituants.	2	5,487
Remplaçants.	24	82,759
Gagistes.	»	1,439
Total.		336,680

Ainsi donc, les appelés figurent dans l'armée pour 3/5 et les remplaçants pour 1/4. Sur 82,759 remplaçants, 31,390 avaient déjà servi. A la même époque, l'effectif sous le rapport du temps de service accompli se décomposait ainsi qu'il suit :

	Sur 100.
Hommes ayant moins d'une année de service. .	14
— de 1 an à 3 ans.	27
— de 3 ans à 5 ans.	33
— de 5 ans à 7 ans.	17
— de 7 ans à 11 ans.	5
— de 11 ans à 15 ans.	2
— plus de 15 ans	2
	100

Sous le rapport de l'instruction, voici quelle a été la composition des contingents des classes de 1843 et de 1844 :

	Classe de 1843.	Classe de 1844.
Sachant lire et écrire.	57,02	57,71
Sachant lire seulement	3,78	4,35
Ne sachant ni lire ni écrire. . . .	36,27	35,25
Dont on n'a pas vérifié l'instructon.	2,93	2,69
	100,00	100,00

Les deux tableaux suivants résument l'effectif de l'armée française, en France et en Algérie, d'après le budget de l'année 1847.

INTÉRIEUR.

	Etats-majors.	Gendarmerie.	Infanterie.	Cavalerie.	Artillerie.	Génie.	Equipages militaires	Vétérans.	Total.
1° Officiers de tous grades et employés des états-majors.	2,243	609	7,347	2,417	1,299	186		134	14,317
2° Sous-employés des états-majors et sous-officiers, caporaux ou brigadiers, tambours ou trompettes, soldats hors rang et enfants de troupe (1).	1,516	2,820	45,468	11,199	9,042	1,205	650	968	72,868
3° Soldats de compagnie, escadron ou batterie.	»	11,986	117,550	38,024	15,206	4,530	1,430	3,854	192,580
Totaux.	3,759	15,415	170,465	51.640	25,547	5,921	2,162	4,956	279,765

ALGÉRIE.

	Etats-majors.	Gendarmerie.	Infanterie.	Cavalerie.	Artillerie.	Génie.	Equipages.	Total.	Légion étrangère	Total.	Total général. Intérieur et Algérie.
1° Officiers de tous grades et employés des états-majors.	224	25	1,249	344	86	68	119	2,115	176	2,291	16,608
2° Sous-employés des états-majors, caporaux ou brigadiers, tambours ou trompettes, soldats hors rang, enfants de troupe.	134	732	6,945	1,426	695	536	1,059	10,927	1,134	12,061	84,929
3° Soldats de compagnie, escadron ou batterie.	»	553	25,771	4,960	2,892	2,202	3,352	39,730	3,840	43,570	236,150
Totaux.	358	710	33,965	6,730	3,673	2,806	4,530	52,772	5,150	57,922	337,687

(1) L'armée comptait au 1er janvier 1847, 3,637 enfants de troupe.

Au 1er janvier 1846, l'effectif se décomposait ainsi qu'il suit :

	Nombre	Proportion sur 100
Sous-officiers,	22,584	7
Caporaux et brigadiers,	27,795	8
Soldats,	286,301	85
Total	336,680	100

Le tableau suivant indique, pour chaque arme, les termes moyens de la dépense annuelle par soldat de compagnie, escadron ou de batterie, dans l'intérieur (1).

ARMES.	FRANCS.
Gendarmerie.	807
Infanterie.	335
Cavalerie.	380
Artillerie.	413
Génie.	425
Équipages militaires. . . .	443
Vétérans de l'armée. . . .	371
Moyenne.	383

PERTES DE L'ARMÉE.

On lit dans l'exposé des motifs du ministre de la guerre, présenté le 23 mars 1840, à la Chambre des Pairs, à l'appui du projet de loi

(1) Voy. Budget de 1847. — Guerre, page 768 *bis*.

d'un appel de 80,000 hommes, le passage suivant : « Il résulte de l'expérience de plusieurs « années, que les pertes autres que celles prove- « nant des libérations, c'est-à-dire les pertes par « réforme, renvoi, retraite, admission aux inva- « lides, avancement, désertions, condamnations « et décès, s'élèvent sur l'ensemble de l'effectif « des sous-officiers, caporaux et soldats de l'ar- « mée active, tant à l'intérieur qu'en Algérie, « à environ 60 à 65 sur 1,000, année moyenne. « Dans cette proportion, les décès entrent ordi- « nairement pour moins de 30 sur 1,000. »

Sur le contingent annuel de 80,000 hommes, 65,000 appartiennent à l'armée de terre, déduction faite de ce qui est affecté à la marine, ainsi que des dispensés, des insoumis et des réformés au moment du départ. Le tableau suivant que j'emprunte au rapport de M. le général Préval, du 3 avril 1843, résume les pertes du contingent de l'armée, dans chacune des sept années de service.

ANNÉES.	Effectif au commencement de chaque année.	PERTES		Effectif restant à la fin de chaque année.	Effectif moyen.	Effectif des appelés selon le nombre des contingents.	
		sur 100.	sur l'effectif.			Nombre des contingents.	Effectif.
1re. .	65,000	7 1/2	4,875	60,125	62,562	1	62,562
2e. .	60,125	6 1/2	3,908	56,217	58,171	2	120,733
3e. .	56,217	5 1/4	2,951	53,266	54,742	3	175,475
4e. .	53,266	4 1/2	2,397	50,869	52,067	4	227,542
5e. .	50,869	3	1,526	49,343	50,106	5	277,648
6e. .	49,343	2	987	48,356	48,850	6	326,498
7e. .	48,356	2	967	47,389	47,872	7	374,370

On voit que sur les 65,000 hommes admis dans les rangs de l'armée, il n'en reste après la septième année, que 47,389, d'où il résulte que la perte d'un contingent pendant la période des sept années, est de 17,611 hommes, soit de 270 sur 1,000 pour toute la durée légale du service, et de 38 sur 1000 en moyenne pour un an. Il résulte également du tableau qui précède, que pour avoir, après une période de sept années, un effectif de 374,370 combattants, il faut avoir recours en France, à sept appels successifs de 65,000 hommes, dont l'ensemble représenterait un total de 455,000 hommes, mais dont les pertes, comme on voit, ne s'élèvent pas à moins de 80,630 individus.

En comparant les pertes des 6e et 7e années avec celles de la 1re année de service, on serait tenté de croire que la carrière militaire est favorable à la vie et à la santé de l'homme. Cette conclusion ne me paraît pas rigoureuse, et peut-être serait-il plus juste de dire que la carrière des armes, après avoir, dans les premières années du service, opéré ses éliminations parmi les hommes les moins capables de résister, finit par se trouver en présence de la portion la plus réfractaire à son influence, et la plus vigoureuse du contingent. En d'autres termes, le privilége des hommes arrivés à leur 6e et 7e année de service, est peut-être moins dans un certain *acclimatement*, que dans la persistance d'une immunité primitive basée sur une somme plus considérable de force. Quelle que soit au reste l'interprétation à laquelle on s'arrête, il est impossible de ne pas reconnaître combien un meilleur recrutement serait capable de diminuer le chiffre des pertes de l'armée.

Voici quel a été pendant plusieurs années, le nombre des jeunes soldats renvoyés comme impropres au service *au moment de la mise en route des contingents*.

Classes.	Force du contingent.	Jeunes soldats renvoyés pour infirmités antérieures à l'admission.	Proportion sur 1000.
1828	59,621	881	14,8
1829	59,944	856	14,3
1830	79,842	397	5,0
1831	79,823	640	8,0
1832 (1)	79,847	968	12,1
1834	33,978	1,168	34,3
1835	15,822	580	31,2
1836	26,648	621	23,0
1837	11,626	286	23,2
1838	76,291	605	7,8
1839	74,323	424	5,0

Cette épuration du contingent, au moment de la mise en route, est loin de débarrasser l'armée de toutes les non-valeurs. En 1840, voici quel a été le nombre des congés de renvoi accordés à des militaires des diverses classes composant l'armée :

Classes de	Nombre de congés de renvoi.
1834	142
1835	137
1836	327
1837	526
1838	1,151
1839	498
Total.	2,781

(1) Je n'ai pu me procurer le chiffre des congés de *renvoi* correspondant au contingent de l'année 1833.

Il est permis de croire que l'opération médicale du recrutement se fait aujourd'hui avec plus de soin. En effet, le nombre des hommes qui ont obtenu des congés de réforme n° 2, substitués, comme on sait, aux anciens congés de renvoi, n'était plus en moyenne que de 1123 en 1843 et 1844, et de 1528 en 1845, non compris 120 hommes sur l'aptitude desquels il n'avait pas encore été prononcé au 1er janvier 1846. Le nombre des réformes n° 1 (pour infirmités contractées au service) a été :

En 1844, de 816.
En 1845, de 909.

D'après divers documents présen[illegible] Chambres législatives par le ministre [illegible] guerre, la mortalité de l'armée a été (1) :

A l'Intérieur,

En 1842,	de 24,6	décès sur 1.000 h.	(officiers non compris).
1843,	20,4	—	—
1844,	15,6	—	—
1845,	14,8	—	—
1846,	17,6 (2)	—	—

En Algérie,

En 1841,	de 108	décès sur 1,000 hommes.
1842,	79	—
1843,	74	—
1844,	54	—

(1) Exposé des motifs du projet de loi relatif à l'appel de 80,000 hommes. Années 1845 et 1846.

(2) *Moniteur de l'Armée* du 31 août 1847.

1845,	50	—
1846,	62,5 (1)	—

Sur l'ensemble de l'effectif général,

En 1842, de	35,0 sur 1,000 hommes.	
1843,	32,2	—
1844,	24,6	—
1845,	23,2	—

L'exposé des motifs à l'appui du projet de loi relatif à un appel de 80,000 hommes, proposé aux Chambres législatives en 1847, n'indique pas la mortalité de l'armée en 1846 ; mais divers documents publiés par le *Moniteur de l'Armée* (n^{os} des 25 juillet et 25 août), établissent que le nombre des morts, dans l'armée active, aurait été :

De 4,575 dans l'intérieur (dont 246 évacués d'Afrique).
6,862 dans les hôpitaux d'Afrique.
116 par le feu de l'ennemi.

Total 11,551

En admettant pour l'effectif général le chiffre de 337,687 hommes, officiers compris, chiffre porté au budget de 1847, nous trouvons, pour l'année 1846, une proportion de 34,2 décès sur 1000 hommes.

Mais si du chiffre total de la mortalité nous retranchons 551 décès comme pouvant représenter

(1) D'après le *Moniteur de l'Armée* du 15 septembre 1847, le chiffre des décès de l'armée d'Afrique en 1846 aurait été de 6,229 sur un effectif moyen de 99,729 hommes.

la mortalité des officiers, sous-officiers, caporaux, etc., et que nous comparions les 11,000 décès restants, à l'effectif des simples soldats de compagnie, d'escadron et de batterie, qui est de 236,150 hommes, nous trouvons alors une mortalité de 46,5 sur 1000 hommes. On arriverait probablement à une proportion de décès encore plus considérable, si, dans la mortalité du soldat, on pouvait faire la part isolée de l'Infanterie. Quoi qu'il en soit, si l'on compare la mortalité actuelle de l'armée française dans l'intérieur avec les pertes qu'elle subissait il y a moins de trente ans, on est frappé de la réduction considérable de la proportion des décès. Ainsi, d'après le *Rapport du ministre au roi*, présenté en 1824, la mortalité de l'armée était :

En 1822, de 27,9 décès sur 1,000 hommes.
1823, de 28,3 —

En 1824, le corps d'armée d'occupation en Espagne a perdu : (V. *Moniteur de l'Armée du* 25 *août* 1847).

En moyenne,	53	sur 1,000 h.
Dans les hôpitaux militaires,	38	—
Dans les hôpitaux civils,	68	—

De 1820 à 1826, non compris l'année exceptionnelle de 1823, qui correspond à la campagne d'Espagne, l'infanterie française, sur un effectif moyen de 126,624 sous-officiers, caporaux et soldats, aurait éprouvé, d'après M. Benoiston de Châteauneuf, la mortalité indiquée par les chiffres suivants (1) :

	Décès sur 1.000.
1820	21
1821	15
1822	23
1824	19
1825	15
1826	20
Moyenne,	19,4

Cette mortalité était répartie ainsi qu'il suit :

	DÉCÈS SUR 1,000.		
	Garde et Ligne	Ligne.	Garde.
Sous-offic., capor. et soldats. . . .	19	19,9	14,7
Soldats	19,9	22,3	16,7
Sous-offic. et cap.	10,8	10,8	9,0

Plus on examine les pertes considérables éprouvées dans les diverses armées par l'infanterie, plus on reconnaît combien est erroné le principe en vertu duquel, en France, les hommes les plus faibles sont dirigés vers cette arme, sur laquelle pèsent à un si haut degré les fatigues des marches et celles du service de nuit.

(1) Je suis obligé de rappeler que, tout récemment, le *Moniteur de l'Armée* a contesté l'authenticité des documents numériques qui servent de base au travail de M. B. de Châteauneuf.

être aussi, dans la répartition du contingent, ne tient-on oujours suffisamment compte du poids du fardeau que porter le fantassin. Le tableau suivant, dont je suis re- ɔle à l'obligeance de M. le général Duhot, donnera une du poids du fardeau du soldat français d'infanterie :

DESIGNATION DES EFFETS.	POIDS. kil.	POIDS. gr.	kil.	gr.
Capote	2	150		
Habit	1	400		
Veste	»	850		
Pantalon, 1 (et quelquefois un second)	»	720	7	025
Bonnet de police	»	220		
Schako garni	»	665		
Epaulettes	»	120		
1 sac à distribution	»	900		
Giberne	»	870		
Porte-giberne	»	370	1	690
Bretelle de fusil	»	80		
Baudrier de sabre	»	370		
Fusil et bayonnette	4	580		
Sabre	1	331		
Nécessaire d'armes	»	110		
Tire-balle	»	25	7	206
Monte-ressort	»	110		
Fourreau de bayonnette	»	50		
Hache de campement	1	»		
2 paquets de cartouches à 15 le paquet (Décision ministérielle du 9 septembre 1825)	1	450	1	450

	DESIGNATION DES EFFETS.	POIDS. kil.	POIDS. gr.	kil.	gr.
LINGE ET CHAUSSURE.	3 chemises 558 gr. l'une	1	650		
	2 cols 30 gram. l'un	»	60		
	1 paire de guêtre en cuir	»	380		
	1 paire id. de toile	»	220		
	2 paires de souliers à 690 gram. l'une	1	380		
	1 caleçon	»	440		
	2 paires de gants à 25 gram. l'une	»	50		
	2 calottes, 45 gr. l'une	»	90		
	1 couvre-giberne	»	70		
	1 livret	»	30		
	1 étui d'habit	»	120		
	1 coiffe de schako	»	100		
	1 pompon	»	50	6	808
	1 trousse garnie	»	70		
	1 musette	»	140		
	1 tampon de fusil	»	20		
	1 épinglette	»	8		
	1 paire de bretelles de pantalon	»	90		
	1 boucle de pantalon	»	12		
	1 havre-sac avec planchettes	1	333		
	1 grande courroie	»	120		
	2 petites planchettes rondes pour l'étui d'habit à 50 gr. l'une	»	100		
	1 gamelle en fer blanc	»	275		

RÉCAPITULATION.

	kil.	gr.	
HABILLEMENT	7	025	
GRAND ÉQUIPEMENT	1	690	
ARMEMENT	7	206	24 kil. 179 grammes.
MUNITIONS	1	450	
LINGE ET CHAUSSURE	6	808	

En ajoutant aux effets d'habillement, d'équipement et d'armement compris dans ce tableau, les divers petits objets dont le soldat est obligé d'être muni, et les vivres pour quelques jours, on arrive à un total de 30 kilogrammes, ou 60 livres, qui est aussi, à peu de chose près, le fardeau moyen trouvé pour le fantassin anglais. M. Marshall, a constaté que le poids du fardeau porté par le soldat anglais d'infanterie, en marche, est représenté par les chiffres suivants (1) :

Régiments.	Poids moyen.	
1er	65 livres	8 onces.
2	58	1
3	64	2
4	61	10
5	61	14
6	62	12

Factions.

Au commencement de 1847, l'infanterie fournissait en permanence, dans 331 places, postes ou villes de casernement, 3533 factionnaires.

---

(1) *H. Marshall, Military Miscellany*, page 39. La livre anglaise est de 453 grammes; l'once, de 28 grammes. Soixante livres anglaises (*avoir du poids*) représentent donc 55 livres françaises de 500 grammes.

Pour chaque factionnaire pendant 24 heures, il faut au corps-de-garde.	4 h.
L'art. 18 du titre III de la loi du 10 juillet 1791 veut que le fantassin passe au moins six nuits dans son lit, entre chaque garde. Il faut donc qu'il y ait à la caserne. . . .	24 h.
Ensemble.	28 h.
Ces 28 hommes comportent :	
Caporaux	4
Sous-officiers.	3
Tambour ou clairon	1
Total . :	36

Il faudrait donc pour la rigoureuse observation des prescriptions de la loi de 1791 :

En hommes valides et présents au corps . .	127,188 h.
Cet effectif comporte :	
En malades (1 sur 22).	5,735
En jugement, détenus ou en désertion (1 sur 60).	2,119
En congé ou en semestre (1 sur 16)	7,949
	142,991
Il faut ajouter, pour perte par mortalité et réforme, dans l'année, au moins 30 sur 1,000.	4,289
	147,280
Cet effectif comporte une addition d'un cinquième pour 83 compagnies hors rang à 110 hommes, enfants de troupes, malades à la chambre	29,456
Total.	176,736 h.

On voit que pour l'observation des prescriptions de la loi du 10 juillet 1791, il ne faudrait pas moins d'un effectif de 176,736 hommes d'infanterie, officiers non compris, effectif de beaucoup supérieur à celui que nous possédons. Aussi, au 1er février 1847, le nombre des nuits de repos entre deux gardes était-il (1)

Pour la garnison de Paris, de 3 nuits 80
Pour la France, de 4 nuits 11

Alimentation.

En 1789, Lavoisier estimait la consommation en pain de chaque habitant de tout sexe et de tout âge de Paris *intra muros* à 167 kilogram., 500 par an, soit 0,45891 kilog. par jour. Cette estimation ne saurait s'appliquer à la population générale de la France, dont les six dixièmes (2), voués aux travaux de l'agriculture, consomment plus que les habitants des villes. Necker était peut-être très-près de la vérité lorsque, « se con- « formant à la variété du sort des habitants de « la France, et ayant égard aux enfants en bas « âge et aux malades qui ne font aucun usage « de pain, » il évaluait la consommation moyenne de chaque individu, à 268 kilog. par an, soit

(1) [illegible] rapport fait par M. le colonel de Chabaud-Latour à la Chambre des Députés le 17 février 1847. Au premier janvier 1847, l'infanterie ne comptait que 149,097 hommes présents.

(2) Cette proportion n'est, en Angleterre, que de 26 sur 100, d'où il résulte que, dans ce pays, 74 individus sur 100 sont disponibles, tandis qu'en France nous n'en comptons que 40.

à 0,7343 kilog. par jour. Or, dans la boulangerie de Paris, 159 kilogrammes de farine donnant 208 kilog. de pain, il s'ensuit que 268 kilog. de pain représentent 205 kilog. de farine, qui, augmentés d'un cinquième ou de 41 kilog. pour le son, donnent 246 kilog. de blé, ou 3 hectolitres, 33 par habitant. Si l'on admet maintenant avec M. de Gasparin (1), que la nourriture de l'individu moyen est à celle de l'homme de 20 à 60 ans comme 64,6 à 100, on trouve que la consommation annuelle de 246 kilog. de blé, qui est celle de l'habitant moyen, doit en France s'élever pour l'homme à 333 kilog. 0,84.

Quant à la viande, la consommation annuelle en chair musculaire, par tête, est d'après M. Schnitzler (*Statistique de la France*) :

---

(1) V. *Cours d'Agriculture*, *t. III*. — Consultez aussi : *Mémoires sur les Petites Propriétés*. Paris. 1820. M. de Gasparin, après avoir été conduit par de nombreuses recherches à considérer la famille en France comme étant composée de 5 personnes, le père, la mère et 3 enfants de 1 à 20 ans, admet que la nourriture des membres d'une famille présente les rapports suivants :

Le père.	100
La mère.	58
3 enfants de 1 à 20 ans. .	165
	323

En Angleterre, de	68 kilog.
En Belgique, de	42
En France, de	24

En ajoutant 25 pour 100 pour les os, nous trouvons 30 kilog. de viande de boucherie pour la consommation annuelle de l'individu moyen en France, et 40 kilog. 620 pour celle de l'homme. Il résulte des considérations qui précèdent que l'homme de 20 à 60 ans consomme annuellement :

En blé,	333 kilog., 084.
En viande,	40 kilog., 620.

A Paris, la consommation moyenne de matière animale par individu de tout âge, s'est élevé dans la période de 1825 à 1840, aux quantités suivantes (1).

Viande de boucherie.	55 kilog.		266
Viande de porc.	9	—	475
Poisson.	8	—	279
Volaille et gibier.	9	—	205
Beurre.	5	—	289
OEufs.	6	—	556

Passons à l'examen de la consommation du soldat ; mais ne perdons pas de vue que les résultats constatés pour la France entière s'appli-

(1) V. J.-J. Baude, *de la Population de Paris. Revue des Deux-Mondes*, 15 novembre 1847.

quent à des hommes de 20 à 60 ans, c'est-à-dire à une période de la vie pendant laquelle les besoins alimentaires ne peuvent être comparés à ceux de la période de l'âge du service militaire, de 20 à 27 ans. La ration du soldat se compose de 750 grammes de pain de munition de pur froment, bluté autrefois à 10 et aujourd'hui à 15 pour 100. Indépendamment du pain, le seul aliment qu'il perçoive en nature, le soldat peut acheter, *quand le prix des denrées le permet* :

Viande, jusqu'à 250 grammes, les os compris.

Pain blanc de soupe, jusqu'à 250 grammes

Il résulte de ces divers documents que, lorsque les circonstances permettent au soldat de se donner le *maxmum* de la ration en pain de soupe et en viande, il atteint pour le blé à la consommation moyenne de l'homme de 20 à 60 ans; il dépasse cette moyenne en ce qui concerne la viande. N'oublions pas qu'il ne s'agit ici que de la quantité, et que nous laissons complétement en dehors de notre calcul actuel un élément très-important, celui de la qualité. N'oublions pas non plus que le pain, la viande et une petite quantité de légumes frais représentent toute l'alimentation réglementaire de la troupe, tandis que la consommation moyenne de ces aliments, dans la vie civile, n'exclut nullement l'usage simultané des autres substances alimentaires dont la variété serait à la fois complément et correctif de l'alimentation normale du soldat (1).

M. Renault, directeur de l'école d'Alfort, a fait faire pendant un mois et chaque jour, diverses pesées avant et après la cuisson de 100 kil. de viande telle qu'elle est livrée à la boucherie. Il a constaté qu'un kilogramme de viande de boucherie fournit 250 grammes d'os, c'est-à-dire le quart de son poids. Les 750 grammes de viande restant et devenus ce qu'on appelle bouilli, ne pèsent plus que 375 grammes. En d'autres termes, la viande de bœuf perd par la cuisson dans l'eau, la moitié de son poids, d'où il suit que les 250 grammes de viande qui constituent la ration maximum du soldat en France, se réduisent après l'enlèvement des os à 188 gr., et, après la cuisson dans l'eau, à 94 grammes de bouilli, soit à 47 grammes par repas.

La portion entière de viande cuite pour le sol-

---

(1) Un médecin anglais, le docteur Baly, dit avoir vu le scorbut sévir avec intensité parmi les militaires détenus à la prison de Milbank, alors que les prisonniers civils, bien que moins abondamment nourris, en étaient épargnés. Il pense que l'absence de la pomme de terre dans le régime alimentaire des premiers, qui étaient nourris exclusivement avec de la viande, était la cause principale de cette différence dans l'état sanitaire (*V. Watson*, *Lectures on the Principles and Practice of Physic*. London, 1843).

dat en traitement à l'hôpital est de 280 grammes par jour, ou de 140 grammes par repas, d'où il suit que la ration de viande du soldat convalescent est trois fois plus forte que celle du soldat en santé.

En Algérie, la ration du soldat se compose des éléments suivants :

	En station.	En marche.
Pain. . .	750 grammes.	
Biscuit. .	» . . .	643 grammes.
Viande. .	250 . . .	300
Riz.. . .	60 . . .	60
Sel. . . .	15 . . .	15
Sucre. . .	» . . .	12
Café. . .	» . . .	12
Vin, 1[4 de litre.		

On est généralement disposé à croire que le régime alimentaire du soldat a subi de notables améliorations dans ces derniers temps. Cette opinion est vraie jusqu'à un certain point, c'est-à-dire si l'on se borne à comparer l'alimentation actuelle avec celle du soldat de l'Empire et de la Restauration, *en garnison*. Elle est peu soutenable si l'on compare le régime moderne avec le régime du soldat sous Louis XIV et Louis XV. Une ordonnance de Louis XIV du 14 juin 1702, réglait ainsi qu'il suit la ration du soldat en marche :

Art. 2. « La ration de vivres pour la nour-

» riture d'un fantassin sera composée de vingt-« quatre onces de pain cuit et rassis, entre bis « et blanc, d'une pinte de vin, mesure de Paris, « et du crû du lieu, ou d'un pot de cidre ou de « bière, et d'une livre de viande de bœuf, veau « ou mouton au choix de l'étapier. »

Art. 4. « La ration de vivres pour un cavalier, « sera composée de trente-six onces de pain, « d'une pinte et demie de vin, ou d'un pot et « demi de cidre ou de bière, et de deux livres de « viande. »

Il est digne de remarque que ces dispositions, après avoir été abrogées par une ordonnance de Louis XV, du 15 avril 1718, furent rétablies par une nouvelle ordonnance royale en date du 13 juillet 1727. On voit qu'en représentant la ration actuelle du soldat par 1, celle du soldat en marche, sous Louis XIV et Louis XV, était :

	Dans l'infanterie.	Dans la cavalerie.
Pour le pain,	1 1/2	2 1/4
Pour la viande,	2	4

La différence est encore plus considérable si l'on considère que le soldat ne reçoit aujourd'hui ni vin ni autre boisson fermentée. Il est vrai que les ordonnances que je viens de citer n'ont trait qu'au soldat en route, mais tout porte à croire que le régime alimentaire dans cette position, ne devait pas différer sensiblement du régime du soldat en garnison. On peut donc affirmer avec beaucoup de vraisemblance, que le soldat du 19e siècle est moins bien nourri que ne l'était le soldat du 17e et du commencement du 18e siècle.

Colonies (1).

D'après divers documents publiés par le ministère de la marine, les garnisons des Colonies Françaises ont éprouvé de 1819 à 1838, les pertes suivantes par décès.

	Effectif général.	Décès.	Proportion annuelle sur 1000 h.
Sénégal.	10,575	1,309	123,8
Guadeloupe. . . .	37,314	3,770	101,3
Martinique	39,298	4,044	102,8
Guyane.	9,176	296	32,3
Bourbon.	9,627	266	25,6

De 1836 à 1842, la population civile a présenté année moyenne, sur 1,000 habitants des deux sexes et de tout âge, les chiffres suivants de décès dans les colonies dont les noms suivent :

(1) Consultez: *Notices Statistiques sur les Colonies Françaises,* — 4 vol. in-8°, Paris. 1837, 1838, 1839 et 1840.

	Population libre.	Population esclave.
Guadeloupe,	31,8	24,8
Martinique,	30,2	31,3
Guyane,	36,1	33,3
Bourbon,	25,2	32,9

Le relevé de la mortalité n'a pas été fait pour le Sénégal.

Le tableau suivant résume, par année, l'effectif moyen et la mortalité de la garnison, pendant une période de 24 années, dans les possessions françaises des Antilles (1). Il est très-digne de remarque que les îles calcaires diffèrent d'une manière notable des îles volcaniques sous le double rapport de l'intensité de la mortalité et des formes pathologiques prédominantes. Les îles calcaires se distinguent par leur salubrité relative et par la prédominance des fièvres ; dans les îles volcaniques, qui sont aussi les moins salubres, prédomine la forme dysentérique.

(1) Consultez : Godineau, *De l'Hygiène des Troupes aux Antilles Françaises*. Montpellier, 1844. Page 123.

Années.	MARTINIQUE. Effectif.	Décès.	Proportion sur 1000.	GUADELOUPE ET DÉPENDANCES. Effectif.	Décès.	Proportion sur 1000.
1819	1,037	167	161	1,028	159	154
1820	1,098	202	92	1,350	119	88
1821	1,084	266	308	1,442	207	143
1822	1,095	250	209	1,431	111	78
1823	1,301	105	97	1,543	322	208
1824	1,804	182	100	1,683	115	60
1825	2,520	614	283	2,009	591	294
1826	2,581	273	109	2,184	300	137
1827	2,844	354	37	2,055	207	100
1828	2,336	269	194	2,612	71	42
1829	2,273	215	92	2,132	102	47
1830	2,400	172	75	2,413	127	52
1831	2,195	123	41	2,194	144	65
1832	2,011	127	57	2,049	187	66
1833	2,250	155	77	2,041	200	97
1834	2,300	182	80	1,966	155	94
1835	2,064	149	64	2,007	108	53
1836	1,667	126	61	2,195	105	47
1837	1,678	163	99	2,084	163	78
1838	1,678	185	106	1,841	376	204
1839	1,944	374	192	1,867	295	157
1840	2,036	213	104	1,643	322	195
1841	2,513	280	111	2,670	366	137
1842	2,860	245	85	2,767	109	39
Totaux.	48,651	5,390	110	46,252	4,911	105

Il résulte des faits exposés dans ce tableau :

1° Qu'à la Martinique, un effectif annuel moyen de 2,027 hommes a subi une moyenne de 224 décès.

2° Qu'à la Guadeloupe, un effectif moyen

de 1,927 hommes a compté annuellement 204 décès ; soit une mortalité moyenne :

A la Martinique, de 110 décès sur 1,000 h.
A la Guadeloupe, de 105 —

Voici quelle a été de 1817 à 1836 la proportion des décès dans les Antilles ainsi qu'à la Guyane anglaises :

	Mortalité sur 1,000.
Antigoa et Montserrat	40,6
Saint-Vincent	54,9
Barbade	58,5
Grenade	61,8
Saint-Christophe, Nevis et Tortola	71
Guiane	84
Trinité	106,3
Sainte-Lucie	122,8
Dominique	137,4
Tabago	152,8

Le tableau suivant résume le nombre annuel des admissions aux hôpitaux de la Martinique pendant une période de neuf années (1).

(1) V. Godineau. op. cit.

Années.	Effectif.	Malades.	Proportion sur 1000.
1831	2,400	4,032	1680
1832	2,195	3,487	1580
1833	2,011	3,641	1810
1834	2,250	3,412	1510
1835	2,300	2,957	1280
1836	2,064	2,865	1380
1838	1,678	2,961	1720
1840	2,036	2,847	1090
1842	2,860	3,243	1130
Totaux. .	19,794	29,445	1480

J'emprunte à M. Souty, chirurgien-major de la marine, le tableau suivant dans lequel il a résumé les pertes éprouvées aux Antilles pendant le séjour réglementaire de quatre années, par les quatre premiers mille hommes qui ont figuré au deuxième Régiment d'Infanterie de Marine.

Qualité au corps.	Total des hommes reçus.	Morts.	Proportion.	Partis pour France comme convalescents.	Proportion.	Nombre d'hommes ayant quitté le corps.	Nombre d'hommes encore présents.
Jeunessoldats.	2,008	618	1 sur 3,2	228	1 sur 8,8	991	171
Volontaires. .	492	122	1 — 4	41	1 — 12	261	68
Remplaçants .	1,500	414	1 — 3,6	148	1 — 10,1	771	167
Totaux. . .	4,000	1,154	1 sur 3,4	417	1 sur 9,5	2,023	406

Ainsi sur 4,000 hommes, 1,154 avaient succombé après quatre ans de séjour aux Antilles, 417 avaient été envoyés en congé de convalescence en France; 406 seulement étaient encore présents au corps. Si l'on admet avec M. Godineau que les hommes renvoyés en France, comme convalescents, meurent dans la proportion de 4 sur 5, les 417 convalescents ont dû perdre 334 hommes, ce qui porte à 1,488 le chiffre des décès sur 4,000 hommes, soit 372 décès sur 1,000.

En présence d'une telle mortalité, on se demande s'il n'existe aucun moyen d'amoindrir un pareil mal. Je crois en avoir indiqué ailleurs (1) les deux grands remèdes ; ils consisteraient : 1° dans la création de compagnies auxiliaires nègres; 2° dans l'installation des troupes blanches sur des points situés à 600 ou 800 mètres au-dessus du niveau de la mer, *avec défense formelle de descendre vers le littoral.* Il serait temps aussi de renoncer au préjugé qui admet, sous les tropiques, une immunité prononcée en faveur des hommes recrutés dans les départements du midi de la France. On verra par le tableau suivant emprunté à M. Souty que la mortalité aux Antilles a été :

---

(1) Statistique de l'état sanitaire et de la mortalité des armées de terre et de mer. Chap. IX et XVI.

De 1 sur 3,3 pour les hommes du nord.
De 1 sur 3 pour les hommes du centre.
De 1 sur 3,5 pour les hommes du midi.

Régions.	Titre.	Effectif.	Décès.	Rapport.
Nord, 28 départements.	Jeunes soldats.	755	206	1 sur 3,6
	Volontaires. . .	280	77	1 — 3,6
	Remplaçants. .	727	219	1 — 3,3
	Totaux. . . .	1,762	502	1 sur 3,5
Centre, 30 départements.	Jeunes soldats.	768	258	1 sur 2,9
	Volontaires. . .	111	33	1 — 4,8
	Remplaçants. .	443	115	1 — 3,6
	Totaux. . . .	1,322	396	1 sur 3
Midi, 28 départements.	Jeunes soldats.	485	154	1 sur 3,1
	Volontaires. . .	101	22	1 — 4,5
	Remplaçants. .	330	80	1 — 4,1
	Totaux. . . .	916	256	1 sur 3,5

Les essais de campement sur les lieux élevés des Antilles ne permettent plus le moindre doute sur les bons résultats qu'obtiendrait l'installation de la totalité des troupes dans de telles conditions. J'ai fait connaître les mesures déjà prises à ce sujet par le gouvernement britannique dans ses colonies tropicales ;

voici quels ont été à la Guadeloupe les résultats encourageants, obtenus en 1842 d'un simple essai de campement des troupes a une altitude d'environ 500 mètres.

Tableau de l'effectif des malades et des morts, du 1er janvier au 15 juillet 1842, au camp Jacob, à la Guadeloupe.

Compagnies.	Effectif.	Malades.	Morts.
17e. . . .	150	40	1 blessure.
18e. . . .	140	30	2 dysenterie.
21e. . . .	135	45	2 { 1 fièvre. 1 dysenterie.
Artillerie. .	12	4	»
Totaux. .	437	119	5

Etat de l'effectif des malades et des morts du 15 juillet au 15 octobre 1842.

Compagnies.	Effectif.	Malades.	Morts.
16e. . . .	85	23	»
17e. . . .	147	35	»
18e. . . .	125	30	1 dysenterie.
19e. . . .	102	30	»
21e. . . .	122	26	»
4e Grenadiers	95	26	»
3e Voltigeurs.	33	8	»
Artilleurs. .	30	13	»
Totaux. .	739	119	1

On voit que pendant la première période la mortalité annuelle n'a été que de

22 décès sur 1000.

Et dans la seconde de 5,2 —

De pareils faits ont-ils besoin de commentaires ? On voit tout ce que l'adoption du correctif que nous proposons pourrait avoir d'utile dans son application à l'Algérie, où l'abaissement du chiffre de la mortalité des troupes n'a eu souvent d'autres causes que le placement *fortuit* d'une portion de l'amée sur des lieux plus ou moins élevés au-dessus du niveau de la mer.

A Leblond (1), médecin français, appartient l'honneur d'avoir le premier insisté sur l'influence prophylactique et curative de l'altitude du séjour, spécialement dans les contrées tropicales. En 1824, un chirurgien militaire anglais, le docteur Jeffreys (2), eut l'ingénieuse idée de proposer de substituer aux dispendieuses et difficiles évacuations des malades sur le Cap de Bonne-Espérance où même sur l'Europe, leur simple placement sur des points élevés de l'Himalaya. Une belle application de

(1) *Leblond, Observations sur les Maladies des Tropiques*. Paris, an XIII, p. 131.

(2) *A brief dissertation on the climate of the Hill Provinces as connected with pathology*. Calcutta. 1824.

cette idée a été faite, il y a quelques années, dans la province de Madras, à 11 degrés de l'équateur sur les monts Neilgherries, qui s'élèvent en amphithéâtre jusqu'à une hauteur de 2,000 et de 3,000 mètres au-dessus du niveau de la mer. Voici quelques données météorologiques sur ce lieu délicieux comparé avec l'Angleterre.

	Neilgherries.	Angleterre.
Température moyenne,	13°, 70	13°, 50
Températures extrêmes,	22°, 78 et-0,56	33°, 22 et-11°, 7
Jours sans pluie,	265	220
— ciel couvert,	28	60
— ciel serein,	237	160
Quantité annuelle de pluie,	1m 193.	

Voici maintenant l'échelle de décroissance de la mortalité de l'armée à mesure que du niveau de la mer on s'élève au *sanatorium* des monts Neilgherries :

	Décès sur 1,000.
Bellary,	94
Arnee et Arcot,	56
Cananore,	52
Trichinopoli,	40
Bangalore,	29
Neilgherries,	20

Un point important dans le choix des lieux consiste à ne pas s'arrêter à de faibles élévations qui, loin de modérer, accroissent souvent le chiffre de la mortalité des Européens. Ainsi la garnison anglaise de Sierra Leone, à 400 pieds au-dessus du niveau de l'océan, perdait encore près de 500 hommes sur 1,000; celle de Stony-Hill (Jamaïque), à 1,360 pieds d'élévation, perdait 96; enfin celle de Kandy à Ceylan, à 1,670 pieds, éprouvait une mortalité de plus de 97 décès sur 1,000, année moyenne.

Entre les parallèles de 38° et de 71° la température décroit d'une manière uniforme, et à raison d'un demi-degré du thermomètre pour chaque degré de latitude. Dans cette zone, la température diminue d'un degré avec une augmentation de hauteur de 156 à 170 mètres; ainsi 78 à 85 mètres d'élévation au-dessus du niveau de la mer produisent, sur la température annuelle, le même effet qu'un éloignement d'un degré de latitude vers le nord. Dans les Andes, et jusqu'à 6,000 mètres d'élévation, M. de Humboldt (1) a trouvé un degré d'abaissement du thermomètre par 187 mètres d'augmentation de hauteur; ainsi on rencontre pour température annuelle moyenne à Popayan, à 1,775 mètres, celle de l'été de Marseille; à Quito, à 2,908 mètres, celle de la fin de mai à Paris; enfin, sur les Paramos où croissent les plantes alpestres, on

(1) *A. von Humboldt*, *Kosmos. Stuttgart*, 1845. t. I, p. 355. — Edition allemande.

trouve la température du commencement du mois d'avril à Paris.

Dans l'appréciation de l'altitude d'un lieu destiné à l'installation des troupes, le médecin militaire tiendra compte non-seulement des conditions météorologiques de la localité, mais encore de l'origine des hommes (1). Ainsi, la température moyenne de la France étant de 12° centigrades, il s'ensuit que, sous l'équateur et avec une température moyenne de 27° au niveau de la mer, c'est à une hauteur moyenne de 15 × 187, soit de 2,805 mètres qu'il faudra chercher un séjour approprié à des troupes françaises (2).

On a peu étudié jusqu'ici l'influence exercée sur l'homme par les lieux placés au-dessous du niveau de la mer. Peut-être faut-il en chercher la cause dans l'ignorance dans laquelle on était de la

(1) Sur 51 militaires nègres que l'on avait placés en 1835 à Niuera-Elia (Ceylan), à environ 2,000 mètres au-dessus du niveau de la mer, 15 succombèrent dans l'année. La race américaine, au contraire, qui s'étend de 68° N. à 55° Sud, trouve les limites altitudinales de son habitation entre le niveau de la mer et 5,000 mètres d'élévation.

(2) La température moyenne de l'année est

à Toulon,	de 14°, 04
à Marseille,	de 14°, 08
à Perpignan,	de 15°, 21
à Bastia,	de 16°, 76
à Alger,	de 17°, 86

véritable situation de certains pays sous le rapport de leur altitude négative. Ainsi, ce n'est qu'en 1841 que MM. Moore, Schubert, Russegger et Symonds ont reconnu qu'un pays devenu classique, la vallée du Jourdain et le niveau de la Mer Morte, est situé à 400 mètres au-dessous du niveau de la Méditerranée sur la côte de Syrie, en d'autres termes, qu'il est treize fois plus bas que le niveau de la mer Caspienne. La plus grande profondeur atteinte par l'homme est peut-être celle du Bohrloch de Neu-Salzwerk près de Preussisch Minden; elle était en 1844 de 607^{m},4 au-dessous du niveau de l'Océan; la température de l'eau y est à 37° 7 centigrades. En admettant une température moyenne de l'atmosphère de 9° 6, on trouve une augmentation de 1° par 29^{m},6 de profondeur.

Troupes Auxiliaires.

On sait qu'au Sénégal ainsi qu'à la Guyane le gouvernement français entretient déjà des troupes nègres. En ce qui regarde ma proposition d'appliquer le même principe aux Antilles françaises, le tableau suivant semble constituer en sa faveur le plus solide de tous les arguments; il résume la mortalité annuelle des troupes blanches, des troupes nègres, enfin de la population civile nègre, de 1817 à 1836, à la Guyane ainsi qu'aux Antilles anglaises.

Stations.	Décès sur 1000 individus.		
	Troupes blanches.	Troupes nègres.	Nègres civils, des deux sexes et de tout âge.
Guyane . . .	84	40,6	34
Trinité. . . .	106,3	39,7	30
Tabago. . . .	152,8	54,2	47
Grenade. . .	61,8	28,4	36
Saint-Vincent. .	51,9	36,2	34
Barbade. . .	58,5	46	31
Sainte-Lucie. .	122,8	42,7	35
Dominique. . .	137,4	35	35
Antigoa. . . .	40,6	28,9	30
Saint-Christophe.	71	46,3	30
Moyennes. . .	78,5	40	30

On voit que la mortalité moyenne des troupes nègres est, à peu de chose près, de moitié inférieure à celle qui pèse sur les troupes blanches. Dans la province de Madras, l'armée anglaise a compté, de 1829 à 1838, sur un effectif annuel moyen de 10,343 Européens, et de 56,840 Indigènes, les proportions suivantes de malades et de décès (1).

(1) *Balfour, Stat. report on the sickness and mortality among the troops serving in the Madras Presidency. Edinburgh*, 1847.

	Sur 1,000 H. annuellement.	
	Malades.	Morts.
Européens,	1807	45,7
Indigènes,	611	16

Il suit de là que le soldat indien, servant à Madras, offre une résistance trois fois plus considérable que celle du soldat anglais aux influences pathogéniques du climat de Madras. J'ai développé ailleurs cette importante proposition que, placées dans des circonstances identiques, des troupes de race ou de nationalité différentes, peuvent présenter des différences notables sous le rapport de la nature des maladies et de la mortalité (1).

FAITS GÉNÉRAUX

ET CONCLUSIONS.

Rapport de la dépense de l'armée au chiffre du revenu, dans les principaux Etats de l'Europe.

France.	22 p. 100.
Russie.	36 —
Suède.	40 —
Autriche. . . .	32 —
Prusse.	42 —
Piémont. . . .	59 —
Portugal. . . .	50 —
Angleterre. . .	20 —

(1) V. le chap. XVI de ma *Statistique de l'Etat Sanitaire des Armées*.

Il résulte des faits résumés dans ce tableau que parmi les Etats européens, la France et l'Angleterre sont les deux puissances qui emploient pour l'entretien de leur armée la plus faible partie de leur budjet.

Dépense pour l'entretien du Soldat d'Infanterie dans les cinq grands Etats de l'Europe (1).

France. . . .	340 francs.
Angleterre. .	338 —
Prusse. . . .	240 —
Autriche. . .	212 —
Russie. . . .	120 —

Ainsi la France et l'Angleterre sont les deux puissances européennes qui consacrent à l'entretien du soldat la dépense la plus considérable.

Tableau de la mortalité de la population des deux sexes et de tout âge, dans les cinq grands Etats de l'Europe.

	Années.	Population.	Période d'observation.	Proportion annuelle des décès.	Mortalité annuelle sur 1000.	Nombre des vivants sur 1 décès.
France. . .	1841	34,213,929	1838 à 42	816,840	23,97	42
Angleterre.	1841	15,927,867	1838 42	346,905	22,07	45
Prusse. . .	1840	14,928,501	1838 41	392,349	26,58	38
Autriche. .	1840	21,571,594	1839 42	651,239	29,95	33
Russie (partie de la).	1842	49,525,420	1842	1,856,185	35,90	28

(1) Voy. *Duc de Raguse, Voyage en Hongrie, etc.* Paris. 1837, t. I. p. 190.

On voit que, parmi les cinq grands Etats de l'Europe, la France et l'Angleterre sont les deux pays qui subissent la plus faible mortalité. Tout porte à croire que si l'on possédait des données exactes sur la mortalité de l'Ecosse et de l'Irlande, on constaterait un avantage considérable en faveur de la France comparée au Royaume-Uni. Le tableau suivant résume la mortalité de la population civile de l'âge du service militaire dans divers pays.

POPULATION CIVILE.	Décès sur 1000.	Sources.
Angleterre. Population mâle de 20 à 30 ans. — 1838 à 1841.	9,91	Registrar general.
Londres. *Id.*	10,08	*Id.*
Manchester et Salford. *Id.*	12,77	*Id.*
Prusse. Population mâle de 20 à 25 ans. — 1840.	10	Statistique de la Prusse.
France. Population des deux sexes de 20 à 27 ans.	12,5	Duvillard.
France. *Id.*	11	Demonferrand.
Algérie. Villes. Population Européenne des deux sexes et de tout âge. — 1844. . . .	42,9	Tableau des Etabl. français en Algérie.
— — musulmane. *Id.*	32,4	*Id.*
— — juive. *Id.*	21,6	*Id.*
Guadeloupe. Population libre des deux sexes et de tout âge. — 1836-1842.	31,8	Notices sur les Colonies.
Martinique. *Id.*	30,2	*Id.*
Guyane française. *Id.*	36,1	*Id.*
Bourbon. *Id.*	25,2	*Id.*

Si l'on compare avec les chiffres résumés dans

ce tableau, le chiffre des décès militaires exposé dans les divers chapitres de ce travail, on voit que partout la mortalité de l'armée excède celle de la population civile.

Tableau de la mortalité générale des armées française, anglaise et américaine.

	Mortalité sur 1000 hommes.
Armée Française (1). .	28,75
Armée Anglaise. . . .	37
Armée Américaine. . .	44

Au point de vue militaire, ces chiffres signifient que, dans les circonstances actuelles, un effectif de 100,000 hommes se trouve, à la fin de l'année, réduit par la mortalité.

En France, à 97,125 hommes.
En Angleterre, à 96,300 —
En Amérique, à 95,600 —

Voici quelle sera la formule pour calculer les pertes d'une armée pendant une période déterminée :

E étant l'effectif initial de l'armée,

$_p$ la fraction exprimant la perte annuelle,

La perte après s années sera $E\left(1 - \frac{1}{p}\right)^s$.

(1) France et Algérie, de 1842 à 1845 inclusivement. On sait que les Troupes de Marine composent seules les garnisons de nos colonies, tandis que les colonies anglaises sont occupées par l'armée de terre.

Nombre moyen de malades aux hôpitaux sur 1000 *hommes, dans les Armées Française, Anglaise et Prussienne.*

Armée française,	45,5 malades sur 1,000 h.	
Armée prussienne,	44	—
Armée anglaise (dragons de la garde et dragons).	37,3 (1)	—
Armée anglaise (Irlande).	51	—

Au premier aspect, ces chiffres semblent n'avoir qu'une valeur purement médicale; en y regardant de plus près, on ne tarde pas à reconnaître qu'ils ont une haute signification au point de vue militaire et financier. En effet ils disent :

1° Sous le rapport militaire: que 100,000 soldats se trouvent réduits par les envois ordinaires aux hôpitaux,

En France,	à 95,550 combattants.	
En Prusse,	à 95,600	—
En Angleterre (armes spéciales),	à 96,270	—
En Irlande,	a 94,900	—

2° Sous le rapport financier : que, tout étant égal d'ailleurs, la dépense pour journées de présence aux hôpitaux suivra la progression suivante,

Irlande,	510
Angleterre (armes spéciales,	373

(1) Divers documents établissent qu'en Angleterre 1,000 ouvriers civils fournissent un mouvement moyen quotidien de 13,4 malades.

Prusse,	140
France,	145

On comprend que la différence notable dans le recrutement des trois armées doit avoir une très-large part dans les résultats que je viens de signaler.

Séjour des Villes.

Il y a lieu de penser que le séjour obligé du soldat dans les grands centres de population, est une des causes qui doivent beaucoup contribuer, non-seulement à l'accroissement du chiffre de sa mortalité, mais encore au développement de la phthisie et de la fièvre typhoïde dans les armées européennes. Ainsi, dans les années 1838 et 1839, on a compté en Angleterre, et sur 10,000 personnes :

1° Dans les campagnes, où le mille carré correspond à 206 habitants :

182,1 décès pour mortalité générale.
9,4 décès par fièvre typhoide.
35,0 décès par phthisie.

Dans les villes, où le mille carré correspond à 5,045 habitants :

262,0 décès pour mortalité générale.
14,6 décès par fièvre typhoide.
43,6 décès par phthisie.

Il y a plus : dans une seule et même ville, on voit les divers quartiers produire, selon la densité de leur population, des proportions différentes de mortalité générale et de décès par fièvre typhoïde et phthisie. Ainsi, dans les quartiers de Londres, la population est répartie de la manière suivante :

Quartiers nos 1 à 10, 33 yards carrés par personne.
— 11 à 20, 144 yards carrés.
— 21 à 30, 173 yards carrés.

La proportion des décès sur 1,000 habitants a été dans chacune des trois séries.

1re série. . . . . 28,37 décès
2e série. 24,63
3e série. 19,33

Voici comment se trouve répartie la mortalité sur 1,000 habitants;

	Maladies épidémiques.	Typhus.	Maladies du système nerveux.	Maladies de l'appareil respiratoire.	Phthisie.	Maladies des organes digestifs.	Autres maladies.
1re série.	6,57	1,29	4,91	8,13	4, 4[illegible]	15,6	7,20
2e série.	5,12	0,98	3,81	7,30	4,06	17,4	6,68
3e série.	3,69	0,60	3,16	5,88	3,32	14,4	5,16

Il est digne de remarque que l'infanterie anglaise de la garde qui, en temps ordinaire, habite Londres où sa mortalité est de 21 sur 100, a vu ce chiffre s'abaisser considérablement pendant son séjour passager dans les places peu populeuses du Canada.

Proportion des décès par phthisie pulmonaire dans les armées prussienne, américaine et anglaise (1).

Armée prussienne. . . .	3,01	sur 1000 hommes.
Armée américaine. . . .	3,4	—
Armée anglaise (Infanterie de la Garde Roy.-Uni)	11,5	—

J'ai résumé dans le tableau suivant, d'après un grand nombre de documents épars dans la collection des comptes rendus du *register-office*, la mortalité annuelle par phthisie et par fièvre typhoïde, dans la population civile des deux sexes et de tout âge : 1° en Angleterre; 2° dans les districts ruraux ; 3° dans cinq grandes cités remarquables par la densité de leur population.

(1) J'ai cru devoir m'abstenir de reproduire dans ce tableau la proportion des décès par phthisie dans l'infanterie française, telle qu'elle résulte des chiffres indiqués par M. Benoiston de Châteauneuf. Cette proportion serait de 1,5 décès sur 1,000 hommes, mais elle a malheureusement peu de vraisemblance. D'ailleurs, je le répète, c'est surtout dans l'évaluation de l'influence de la vie militaire sur la production de la phthisie, qu'il est indispensable de tenir compte des réformes et même des envois en convalescence.

Lieux d'observation.		Période d'observation.	Décès sur 1000 habitants.	
			Par fièvre typhoïde.	Par phthisie.
Angleterre.		1838	3,99	1,27
		1839	3,93	1,03
		1840	3,89	1,11
		1841	3,82	0,95
		1842	3,74	1,02
Districts ruraux.		1838 à 1839 inclusiv.	3,50	0,94
Grandes villes.	Londres.....	1838 à 1840 inclusiv.	4,0	1,44
	Birmingham		4,8	1,09
	Leeds.		4,8	1,17
	Manchester.		4,8	2,00
	Liverpool. ..		6,4	2,45

DENSITÉ DE LA POPULATION.

	Nombre d'habitants par mille carré.
Districts ruraux,	206
Londres,	26,751
Birmingham,	33,255
Leeds,	2,416
Manchester,	9,525
Liverpool,	91,488

A Paris, une population de 1,053,897 habitants occupe une surface de 3,450 hectares, ce qui donne 305 individus par hectare. Dans le quartier des Arcis, 13,046 habitants sont entassés sur une surface de 7 hectares; cette densité qui donne 1863 individus par hectare, fournit aussi une mortalité exceptionnelle.

Les faits exposés dans ce travail semblent légitimer les conclusions générales suivantes :

1° Il existe une solidarité étroite entre les institutions hygiéniques d'une armée et les réductions temporaires ou définitives que les maladies, la réforme et la mort font peser sur son effectif.

2° Les pertes de presque toutes les armées, même en temps de paix, excèdent de beaucoup les pertes de la population civile mâle de l'âge qui correspond au service militaire.

3° Dans la région de l'Europe et de l'Amérique du Nord, limitée au Sud par la ligne isotherme de 15° de température centigrade, la phthisie pulmonaire et la fièvre typhoïde figurent pour une très-large part dans le chiffre total des pertes des armées ; au-delà de cette courbe et au niveau de la mer, la plus large part des pertes pour des hommes de race Européenne semble dévolue au groupe des maladies paludéennes, aux dysenteries, aux maladies du foie.

4° Tout porte à croire qu'avec de bonnes institutions hygiéniques il serait facile d'abaisser le chiffre des pertes des armées européennes en temps de paix, non-seulement au chiffre annuel de 10 décès sur 1000, qui représente la mortalité de la population civile mâle de l'Angleterre de 20 à 30 ans, mais encore à celui de 6 décès sur 1000, qui représente le nombre annuel des décès de l'arme du Génie en Prusse.

Il resterait à développer les moyens hygiéniques les plus propres à réaliser un tel résultat; ce sera l'objet d'un prochain travail. Qu'il me suffise pour le moment d'indiquer succinctement quelques mesures dont les faits exposés dans ce mémoire semblent démontrer l'opportunité, spécialement en ce qui touche l'armée française.

1° *Recrutement*. Elever le minimum actuel de la taille.

2° *Classement*. Tenir un compte sérieux, dans la désignation des hommes destinés à l'infanterie, 1° du poids du fardeau du fantassin; 2° des fatigues des marches et du service des gardes.

3° *Répartition*. Eviter tout déplacement non indispensable des contingents, surtout du Nord au Midi.

4° *Alimentation*. Assurer au soldat une alimentation variée, et suffisante sous le double rapport de la quantité et de la qualité. Proportionner la quantité aux fatigues du soldat (1).

5° *Séjour*. Eviter toute prolongation non nécessaire de séjour des mêmes troupes dans cer-

(1) L'alimentation des chevaux de cavalerie est graduée suivant leur taille; ainsi, le cheval de cuirassier reçoit une ration plus forte que celle qui est allouée au cheval de hussard. L'adoption de cette mesure a produit d'excellents résultats. En ce qui regarde l'homme, est-il bien logique de réduire l'alimentation du Carabinier à la ration ordinaire de l'homme de 1 m. 56 ? Je me borne à poser la question.

taines places reconnues insalubres; établir en principe qu'à un séjour malsain succédera toujours une bonne garnison.

6° *Logement.* Substituer à la règle qui fixe un minimum de capacité des locaux, la fixation d'*un minimum d'air pur à donner à chaque homme dans un temps déterminé.*

7° *Colonies.* Installer les troupes autant que possible sur des points élevés dont l'altitude ramène la température à la moyenne de la France.

8° *Colonies.* Adjoindre aux régiments français des corps auxiliaires dont la race s'harmonise avec les points militaires insalubres à occuper.

9° *Colonies.* Renouveler le plus souvent possible les troupes dans les colonies où la mortalité aura été reconnue suivre une marche croissante sous l'influence de la prolongation du séjour.

Telles sont les principales mesures hygiéniques dont l'adoption, en diminuant à la fois les pertes de l'armée et le chiffre du contingent annuel, me paraît devoir réaliser deux importants résultats: d'une part économie d'hommes, de l'autre, accroissement des forces militaires de la France.

TABLE DES MATIÈRES.

FIN.

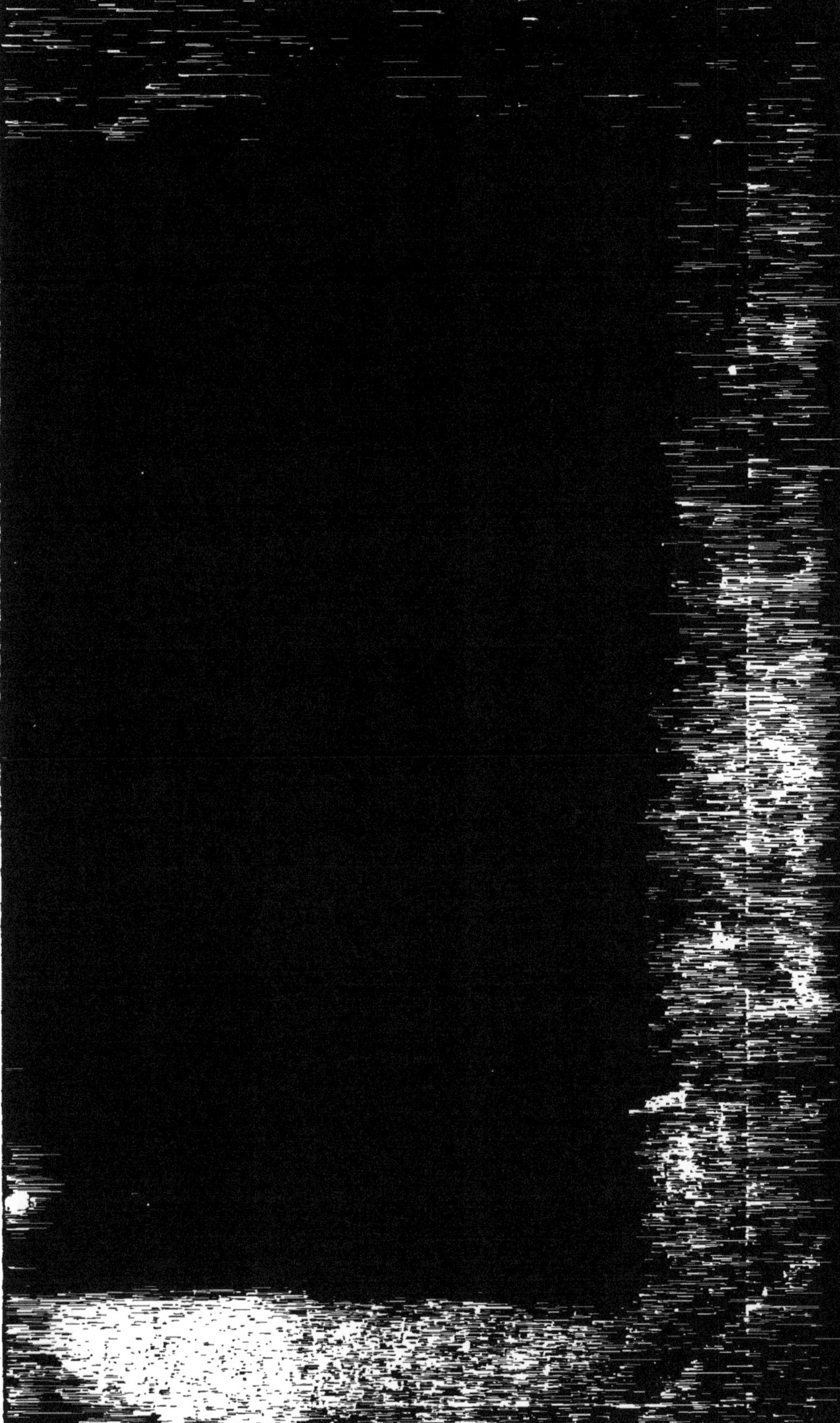

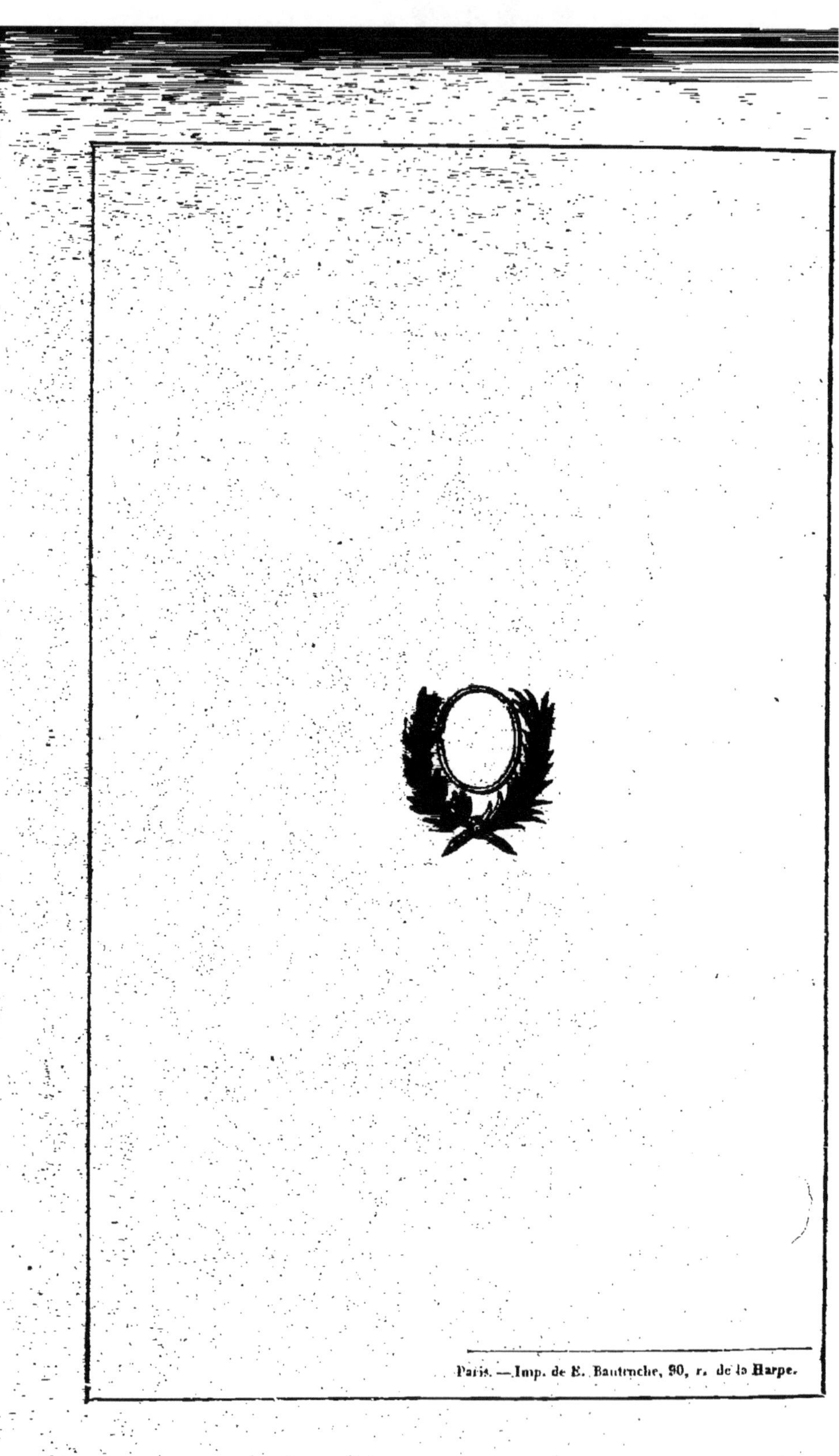

Paris. — Imp. de E. Bautruche, 90, r. de la Harpe.

www.ingramcontent.com/pod-product-compliance
Ingram Content Group UK Ltd.
Pitfield, Milton Keynes, MK11 3LW, UK
UKHW012219240726
13966UKWH00003B/845

9 782011 914033